何でも調べればわかる今、レジデントノートがめざすもの

創刊21年目、レジデントノートは皆さまの声を聞きながら、
「研修医が現場で困っていること」や「意外と教わらないこと」、
「研修中に必ず身につけたいこと」をこれからも取り上げます。

そして、研修医に必要なことをしっかり押さえた、
具体的でわかりやすい解説を大切にします。

救急外来や病棟はもちろん、新しい科をローテートするとき、
あるテーマについて一通り勉強したいときも
ぜひ本誌をご活用ください。

私たちはこれからも読者の皆さまと
ともに歩んでいきます。

研修医を応援する単行本も続々発刊！

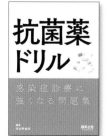
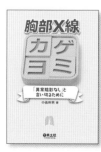
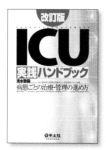
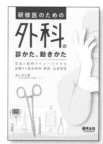
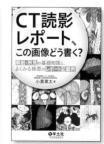

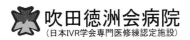

吹田徳洲会病院
（日本IVR学会専門医修練認定施設）

新しいがん治療を学びませんか

がんカテーテル治療センター 医師募集

センターの特徴

　がんに対するカテーテル治療は、世界的にみても原発性肝癌を中心とした一部の病気に限定し実施されています。
　当センターでは医学的な適応があれば、首から下の様々な臓器の、様々な種類のがんに対してカテーテル治療を行っています。
　当センターの特徴は下記の４つにまとめられます。

１．腫瘍内科が実施する繊細な技術

　通常、がんのカテーテル治療は放射線科が主体で実施されることが多いのですが、放射線科は業務の関係から手術の技術的部分だけに関与することが多く、がんの経過において患者さんとのコミュニケーション不足に陥りやすいのが問題です。
　当院は放射線科医と同等以上の技術を持った腫瘍内科医自身が主治医となって、皆様の外来診察、入院管理を一貫して責任を持って行っています。
　またカテーテル治療の際も、抗がん剤の選択、カテーテル挿入、抗がん剤とビーズの動脈投与といった全ての治療過程を、担当主治医が自ら行っていますので、常に病状の変化やご心情の変化に対して適切に対応することが可能です。
　さらに全ての担当医が、カテーテル技術に卓越したIVR（画像下治療）専門医ですので、安心して治療に望むことが出来ます。

２．抗がん剤の動脈投与

　当センターではビーズの他に術中、少量～中等量の抗癌剤を併用します。抗癌剤を点滴や内服で投与すると、どうしても病気に届くまでに血液で希釈されて、実際の腫瘍内の抗がん剤濃度は何倍も低くなります。
　上述の適切な技術によってカテーテルを腫瘍のすぐ近くまで運び、そこから抗がん剤を直接投与すれば、濃厚な抗がん剤が腫瘍を直接曝露して、腫瘍を攻撃する効果が最大限まで発揮される可能性があります。
　また腫瘍への効果が高くなることで、動脈注入量も全身投与時と比較し１／３～１／２程度に減量することが可能ですので、吐き気や白血球減少などに代表される副作用で抗がん剤投与を断念した患者様にも適応が拡大しやすいのも特徴です。
体力に自信のない患者さんやご高齢の患者さんにも導入しやすいと思われます。
　また動脈注入される抗がん剤の選択に関しても、静脈投与時とは異なる薬理学的知識と経験が必要となります。
　当センターでは様々ながんに対する抗がん剤の選択に関して経験と臨床データが豊富ですので、腫瘍とお身体の状態をみて担当医が適切な治療をご提案させて頂くことが可能です。

３．ビーズ

　当センターの最大の特徴は、ビーズに関する屈指のエキスパート施設であることです。ビーズは2014年に保険承認されたばかりの新しい医療材料です。従来、がんに対する塞栓物質は1mm程度のサイズのゼラチン粒を主に使用していました。
　一方、ビーズは0.1～0.5mm程の表面平滑な微小粒子であり、ゼラチン粒とは比較にならないほど深く腫瘍の中に到達し、腫瘍血管を強く塞き止め、高い兵糧攻めの効果が得られます。
　さらに、ビーズはその内部に高濃度の抗がん剤を貯め込むことが可能です。
　投与されたビーズが腫瘍の中に到達すると、腫瘍の中で数日間かけてゆっくりと抗がん剤を放出します。
　これによって腫瘍の抗がん剤暴露量が全身投与よりもはるかに高くなります。
　また全身に流出する抗がん剤が減量しますので、抗がん剤による副作用も少なくなります。
　ビーズを使ったがんに対する塞栓術の臨床経験数は国内外でも群を抜いています。
　当センター長の今までのビーズの使用経験は7年以上で約2000症例です。また肝細胞がん以外の疾患に対する実施経験も豊富であり、例えば「多種多様の肝転移」、「腎癌の肺転移」、「卵巣癌の再発」、「がん性症状を伴う原発性肺がん」等に対する治療経験も既に学会、論文等で報告しています。
　現在もビーズの新しい可能性を追求し、最先端の結果を世界に報告し続けています。

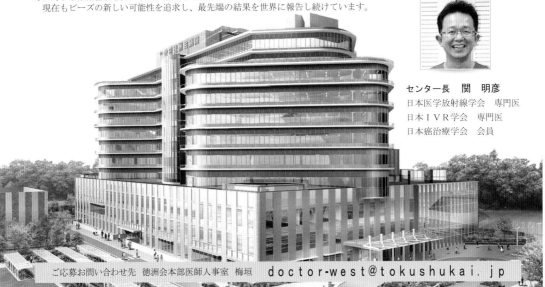

センター長　関　明彦

日本医学放射線学会　専門医
日本ＩＶＲ学会　専門医
日本癌治療学会　会員

ご応募お問い合わせ先　徳洲会本部医師人事室　梅垣　doctor-west@tokushukai.jp

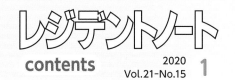

レジデントノート
contents
2020 1
Vol.21-No.15

特集

心不全診療で 考えること、やるべきこと

救急外来・CCU/ICU・病棟で、先を見通して動くために 研修医が知っておきたい診断や治療のコツをつかむ！

編集／木田圭亮 （聖マリアンナ医科大学 薬理学）

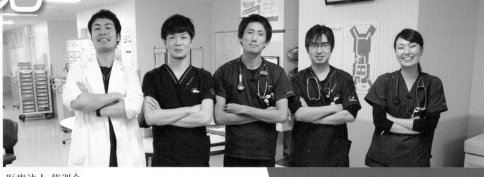

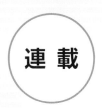

レジデントノート
contents

2020 1
Vol.21-No.15

連載

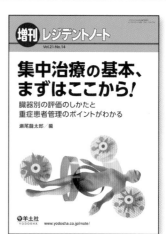

実践！画像診断 Q&A - このサインを見落とすな

Case1 ［救急画像編］

WEBで読める！

発熱が続く60歳代男性

（出題・解説）山内哲司

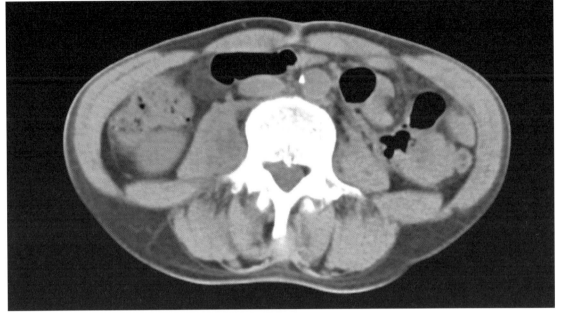

図1　腹部CT（軸位断，L3レベル）

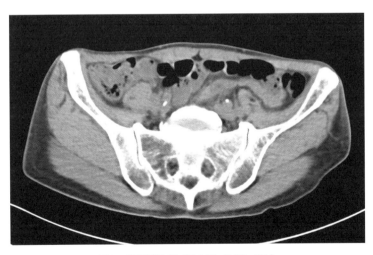

図2　腹部単純CT（軸位断，骨盤レベル）

病歴

症例：60歳代男性．

現病歴：2週間前に倦怠感と発熱で近医受診．肺炎が疑われたため抗菌薬の内服を開始，症状はやや改善するも持続するため当院受診．

身体所見：体温38.1℃．咽頭発赤や呼吸器症状，腹部症状などは乏しく，一般診察上も感染フォーカス不明．

血液検査：炎症反応高値．

問題

Q1：腹部CTの所見は何か（図1，2）？

Q2：診断と治療は何か？

Satoshi Yamauchi
（奈良県立医科大学 放射線科・総合画像診断センター）

web上にて本症例の全スライスが閲覧可能です．

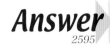

Answer
2595

ある1年目の研修医の診断	解答	右腸腰筋膿瘍

熱源検索CT，大概は肺炎か尿路感染症のパターンですけど，違いそうですね．腰椎が少し破壊されているようですけど，発熱とは関係なさそうです．

A1：右腸腰筋が対側に比べて腫大していて，（印刷によりコントラストがついているかわからないが）内部にはやや低濃度の部分がある（図1 ➡，図3 ➡）．

A2：右腸腰筋膿瘍．治療は起炎菌への感受性がある抗菌薬の全身投与を行う．

解説

高齢者の発熱の原因は，風邪症候群などの上気道感染，肺炎，尿路感染症がかなりの割合を占める．そのため発熱患者を診療する場合，まずはこれらの疾患を疑うということは正しい．これらの疾患の可能性が低いと考えたとき，ぜひ検討したい疾患の1つにこの腸腰筋膿瘍がある．

症状は発熱のほか，主に歩行時の腹痛や腰背部痛，psoas徴候（股関節の伸展が難しく，伸展させた場合に下腹部痛が生じる）といったものが知られ，これらの所見がそろえば鑑別の上位にあげることが可能である．しかし普段から歩行していない患者であったり，「発熱しているから筋肉痛はあってよい」という解釈をしたりすると，決して頻度の高くない本疾患の診断から遠ざかってしまう．

腸腰筋膿瘍を起こす原因としては，背景に菌血症があり，細菌が血行性に腸腰筋に侵入する場合のほかに，椎間板炎，虫垂炎，腎膿瘍など近接する炎症が直接波及する場合も多い．

基本に忠実な全身の身体診察を行えば，疑うことは難しくないはずであるが，「感染フォーカス不明の発熱」としてCTが撮影されることも結構多い．造影CTで膿瘍を示すリング状の造影効果とその内部の液体貯留が腸腰筋内に認められれば診断は容易（図1B，図3）だが，今回提示した症例のように単純CTのみでも片側の腸腰筋の腫大と，（コントラストを調整しないと不明瞭ではあるが）腸腰筋内部の低濃度域が認められれば疑うことは可能である（図1 ➡）．ただここで注意が必要なのは，脳梗塞の既往などによる片麻痺や下肢のケガ，変形性胸椎・腰椎症などで，もともと片側の腸腰筋の萎縮が認められることがあるため，腸腰筋に左右差が認められたとしても，総合的な判断が必要になるという点である．図2（前頁にのみ掲載）では大殿筋や腸骨筋に左右差がないため，本症例ではこのような可能性は考えにくい．腰痛を認めることから，腰部のMRIが先行する場合もあり，腰椎，椎間板，脊柱管だけではなく，撮影範囲に必ず含まれる腸腰筋にも必ず目を配り，T2WIでの高信号域を見つけることが重要である（図4 ➡，➡）．

治療は起炎菌への感受性がある抗菌薬の全身投与が基本となるが，CTや超音波ガイド下でドレナージチューブを留置されることも多い．

本疾患に限らず，CTなどの画像が「はじめて疑うキッカケ」になることは，本来あるべき内科診断学の面から考えると避けたいものである．例えば「なぜか膝関節，股関節を曲げて寝ている」という些細なことも，診断に近づく一助となるかもしれない．しかし，特に疑うことなくCTやMRIを撮影した際にも，腸腰筋などの左右差に必ず目を配ることを忘れないでほしい．

本稿は，長野広之 先生（洛和会丸太町病院 救急・総合診療科）に助言いただきました．

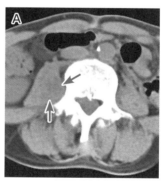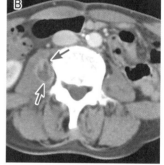

図1　腹部CT（軸位断，L3レベル）
A）単純CT，B）造影CT．右腸腰筋が体側に比して腫大していて，内部に低濃度域が確認される（➡）．造影後は辺縁が濃染されていて（ring enhancement）わかりやすい．

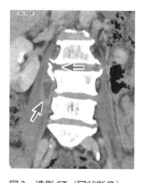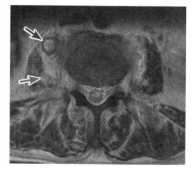

図3　造影CT（冠状断像）
椎間板右側から右腸腰筋内にかけて低濃度域が連続して認められる（➡）．椎間板炎からの炎症波及が示唆される．

図4　MRI T2WI横断像（別症例）
右腸腰筋内に高信号域が見られ（➡），その周囲の筋も高信号を呈している（➡）．右腸腰筋膿瘍が示唆される．

WEBで読める!

Case2 [胸部編]

発熱，咳嗽，悪寒にて受診した40歳代男性

（出題・解説）笠井昭吾，徳田 均

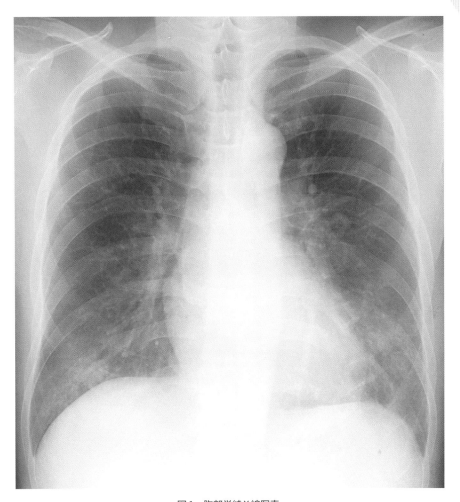

図1 胸部単純X線写真

病歴

症例：40歳代男性． **既往歴**：特になし． **喫煙歴**：なし． **飲酒歴**：なし．

現病歴：4日前より発熱，咳嗽，悪寒があり救急外来を受診．胸部単純X線写真で異常陰影を指摘されたため，当科紹介となった．

身体所見：意識清明，体温38.2℃，血圧 124/70 mmHg，胸部聴診上両側でcoarse cracklesを聴取，心雑音はなし．そのほか，身体所見に異常なし．SpO₂ 93％（room air）．

生活歴：旅行歴なし，ペット飼育歴なし．

血液検査：WBC 16,320 /μL，Hb 13.4 g/dL，Plt 31.8万/μL，Alb 3.4 g/dL，AST 27 IU/L，ALT 58 IU/L，UN 7 mg/dL，Cr 0.88 mg/dL，Na 136 mEq/L，K 3.7 mEq/L，CRP 28.3 mg/dL．

問題

Q1：胸部単純X線写真（図1）の所見は？

Q2：鑑別として何を考え，どのような検査を行うか？

Shogo Kasai¹, Hitoshi Tokuda²
（1 東京山手メディカルセンター 総合診療科・救急科，2 東京山手メディカルセンター 呼吸器内科）

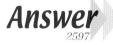
Answer
2597

ある1年目の研修医の診断

両側下肺野に浸潤影を認めます．酸素化障害を伴う市中肺炎と考え，喀痰検査や尿中抗原検査，血液培養検査を行います．

解答 肺炎球菌性肺炎の1例

A1：両側中下肺野に浸潤影（図1）を認める．
A2：市中肺炎，特に肺炎球菌性肺炎やレジオネラ肺炎を考え，喀痰検査や尿中抗原検査，血液培養検査を行う．レジオネラ肺炎との鑑別のために胸部CT検査で陰影の詳細（図2）を確認する．

解説

本症例は急性の経過や酸素化障害，両側性の浸潤影を認める画像所見から，肺炎球菌性肺炎を第一に疑うが，レジオネラ肺炎などの異型肺炎の鑑別も行う．

肺炎球菌性肺炎は，市中肺炎の20〜35％（外来例の12〜22％，入院例の23〜38％）を占める．これは市中肺炎のなかで最多であり，死亡者が多い．インフルエンザ罹患後に続発する肺炎としても，28〜48％と最多である．そのため酸素化障害を伴う市中肺炎を診たら，第一に肺炎球菌性肺炎であるかどうかを考える．また頻度は低いが，レジオネラ肺炎も忘れてはならない．肺炎球菌性肺炎は良質な喀痰を採取・塗抹鏡検して，グラム陽性双球菌を有意に認めればほぼ確定診断できる．喀痰が採取できない場合は，肺炎球菌尿中抗原検査を代用してもよい．画像所見は，浸潤影が肺葉（区域）全体に及ぶ大葉性肺炎像が古典的な特徴とされてきたが，近年は少なく，代わって気管支肺炎像を呈することが多くなってきた．発症のリスクファクターとして，高齢者，糖尿病，慢性閉塞性肺疾患，脾摘後，免疫不全などがあり，施設入所中もリスクファクターの1つである．治療は，外来患者には多めのアモキシシリン内服，入院患者ではペニシリン系抗菌薬の点滴静注を用いる．ペニシリンアレルギーがあればセフトリアキソンを用いる．

本症例の胸部単純X線写真（図1）では，両側中下肺野に浸潤影を認める．胸部CT（図2）では，両下葉気管支周囲に浸潤影を，その周囲にはすりガラス陰影を認め，その分布は気管支肺炎のパターンである．喀痰は採取できなかったが，肺炎球菌尿中抗原が陽性だったため診断確定となった．またレジオネラ尿中抗原は陰性であった．肺炎の重症度分類ではA-DROPスコア0点で軽症だったため外来治療を選択，アモキシシリン内服にて改善が得られた．

なお本症例では血液培養は陰性であったが，肺炎球菌が髄液または血液から検出された場合は，侵襲性肺炎球菌感染症と診断される．これは感染症法の5類感染症に分類されるため，診断した医師は7日以内に最寄りの保健所に届け出る必要がある．

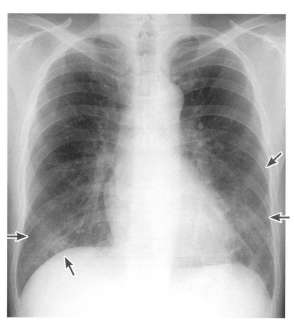

図1　胸部単純X線写真
両側中下肺野に浸潤影を認める（→）．

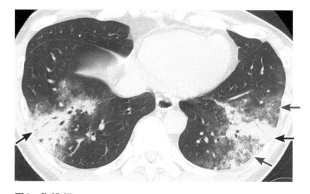

図2　胸部CT
両下葉気管支周囲に浸潤影（→）を，その周囲にはすりガラス陰影（→）を認め，その分布は気管支肺炎のパターンである．

本コーナーのオンライン版では画像を拡大してご覧いただけます：www.yodosha.co.jp/rnote/gazou_qa/index.html

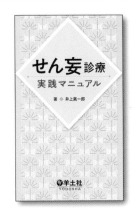

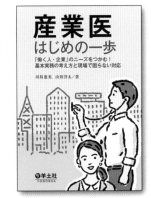

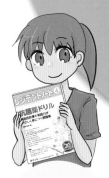
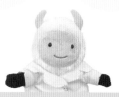

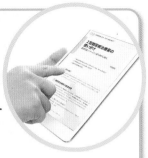
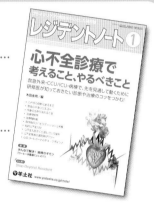
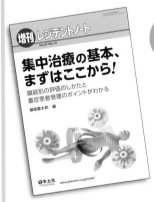

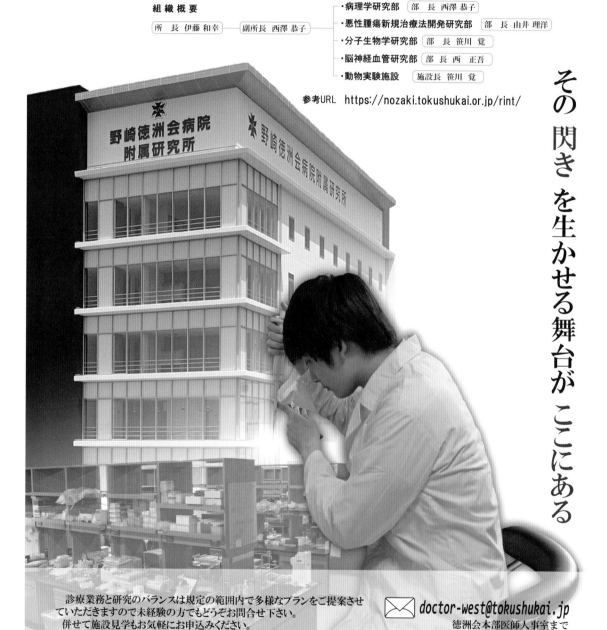

心不全診療で考えること、やるべきこと

救急外来・CCU/ICU・病棟で、先を見通して動くために
研修医が知っておきたい診断や治療のコツをつかむ！

特集にあたって

木田圭亮

1 心不全をとり巻く現状と本特集の目的

　日本で大きなイベントのある2020年，レジデントノート1月号の特集が心不全となり，また企画・編集などでかかわることができ，大変嬉しく感謝申し上げます．

　さて，この10年，臨床心不全は急性心不全のクリニカルシナリオ，Nohria-Stevenson分類，多職種介入の心不全チーム，新規水利尿薬トルバプタンなどが脚光を浴びました．また，2016年10月に「高齢心不全患者の治療に関するステートメント」の発表，2018年3月に「急性・慢性心不全診療ガイドライン」の改訂，10月には「心不全患者における栄養評価・管理に関するステートメント」の発表，2019年3月には「心筋症診療ガイドライン」の改訂などが立て続けにあり，**研修医が知っておくべき心不全に関する内容は大きく変化しました**．

　心不全において**時間軸**を理解しておくことは，非常に重要です．これは研修医が特に携わることの多い急性心不全だけではなく，外来管理での再入院の予防や，また慢性心不全の緩和ケアなどでも時間軸を考慮しながら対応する必要があるからです．それには先を見通して先手先手で，次の方針を決めていく必要があり，心不全患者個人に対して多岐にわたり評価することが求められます．そしてその実践には"個"の力に頼った医療体制では限界があり，個の力を十分発揮できるような"組織"の力が必要です．

　2020年は日本における心不全とチーム医療が大きな変換点を迎える年になると思われます．非常にうまくチームを運営できている施設がある一方で，いわゆる心不全チーム創世記の前から先進的に取り組んできていてもチームのエースが抜けたことにより継続が困難になりつつある施設，チームを立ち上げたいがいまだ開始できない施設，心不全チームは不要と判断してこれまでの診療体制を継続している施設などもあり，状況は以前より多様化していると思います．このままブームで終わってしまうのか，それとも定着するのか，まさにその瀬戸際といえます．心不全チームがブームで終わることなく，循環器領域の医療文化として定着し，継続した心不全管理が可能になるような医療制度の整備も急務です．

気合と根性，ボランティア精神だけでは長続きしません．心不全チームも働き方改革が必要な時期になりました．そして，このレジデントノートの読者からも心不全チームのニューリーダーになる若手循環器医が1人でも増えることを期待しています．

本特集は**最新の情報かつ，研修医が知っておくべき，時間軸で考える心不全診療**をコンセプトに，今，心不全の臨床現場の第一線で活躍している先生に執筆を依頼しました．

将来，循環器内科医，心臓血管外科医や救急医をめざす研修医だけではなく，循環器内科をローテーションする研修医，新専門医制度の内科専修医，若手の循環器内科医の復習と情報のアップデートとして，お役に立てたら幸いです．

2 U40心不全ネットワークについて

U40心不全ネットワークは2013年に設立された，心不全に興味がある日本の40歳以下の医師のグループです．心不全診療の基礎的教育ならびに臨床研究を推進し，次世代における心不全の診断および治療の発展，より患者さんに向いた医療の提供に貢献することを目的として，日本心不全学会，日本心臓リハビリテーション学会，日本循環器学会，日本心臓病学会などの学術集会で特別企画や多施設共同研究（REALITY-AHF，ILLUMI-NATE-CS）などを運営しています．

また，幹事主導でHeart Failure Fellow Courseを年1回開催しています．第1回を2014年6月に名古屋（名古屋大学 奥村貴裕），第2回を2015年6月に東京（聖マリアンナ医科大学 木田圭亮），第3回を2016年9月に福岡（九州大学 坂本隆史），第4回を2017年6月に神戸（兵庫県立姫路循環器病センター 大石醒悟），第5回を2018年12月に東京（順天堂大学 末永祐哉），第6回を2019年7月に名古屋（一宮市立市民病院 澤村昭典）で開催していて，第7回は2020年6月の東京（北里大学 鍋田 健）で開催予定です．

私をはじめ，本特集の執筆者の多くがU40心不全ネットワークの関係者であり，心不全に興味がある40歳以下の医師であれば参加可能です．レジデントノートの読者からも参加申し込みをお待ちしていますので，ホームページなどをご覧ください（ホームページ；https://u40hf.com/，Facebook；https://www.facebook.com/groups/214579045382206/）．

また，2017年8月には一般市民に対する心不全の啓発，および心不全に関する若手医師の研修・交流や心不全に関する研究などの事業を行い，心不全への理解を深めて予防や発症後の対策などに役立てるとともに，心不全の新たな治療を確立し，国民の健康に寄与することを目的として，NPOも設立しました．これによりU40心不全ネットワークの継続的な活動のサポートが可能となり，今後のさらなる発展が期待できます（https://www.npo-homepage.go.jp/npoportal/detail/106000463）．

Profile

木田圭亮（Keisuke Kida）
聖マリアンナ医科大学 薬理学
ツイッター：https://twitter.com/CaseK_SMU

【救急外来】

急性心不全の原因疾患の鑑別に至るまでに考えること，やるべきこと

澤村昭典

① 急性心不全の病態は「低心拍出」「前負荷過剰」「後負荷過剰」の3つ

② 上記「3つの病態」を評価して治療につなげる

③ 緊急性と病態を判断しながら，重要疾患の鑑別を行っていく

はじめに

　救急外来（ER）での急性心不全への対応は，まるでF1のピットインのように，ルート確保，心電図，X線，血液ガス分析，心エコー…，とさまざまな検査を同時並行で進めていきます．実際の現場を目の当たりにすると，気後れしてしまうこともあるかもしれません．しかし，急性心不全の病態が理解できていれば，その診療は意外とシンプルです．なぜなら，急性心不全診療は以下の「3つの病態」とそれぞれに対応する「3つの治療」に集約されるからです．

3つの病態	3つの治療
① 低心拍出 （心臓が弱っている）	→ 心臓をサポート（強心薬や補助循環）
② 前負荷過剰 （水が多い）	→ 水を引く （利尿薬や腎代替療法）
③ 後負荷過剰 （血管が締まっている）	→ 血管を拡げる （血管拡張薬）

　急性心不全診療とは，この「3つの病態」をそれぞれの患者で評価し，その評価に沿った形で治療介入することに他なりません（図1）．本稿では，あなたと，ほかの医師，看護師から構成されるERチームで診療している状況で，あなたがチームリーダーになったと仮定して，実際にどのように病態を評価し，治療につなげていくのか，具体的な症例をもとに考えていくことにします．

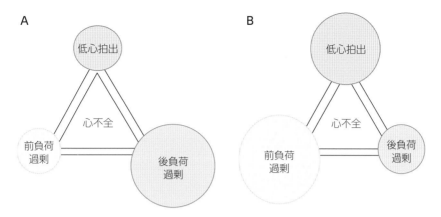

図1 急性心不全の3つの病態とそれぞれの患者での違い

Aは高血圧性心不全のイメージ．後負荷過剰が心不全の病態を主に
形成している．Bは慢性心不全（低心機能）の患者が，徐々に体重
増加をきたして来院した場合のイメージ．
急性心不全の初療時には，「3つの病態」がどのような割合で目の前
の患者の病態形成に関与しているのか推測する．

症例

　65歳男性．高血圧の指摘があるが，治療歴はない．10日ほど前から外回り営業の仕事中に息
が上がり，増悪傾向を自覚していた．本日の朝，呼吸困難で起床し，症状の改善がなく救急搬送
となった．搬送時，起坐呼吸で苦悶様．

---

1 ファーストタッチ：バイタルサインと身体所見

　　患者が搬送された直後に得られる主要な情報は，バイタルサインと身体所見です．チー
ムメンバーには検査オーダー，ルート確保などをしてもらいつつ，リーダーであるあなた
は，まずはバイタルサインと身体所見から，急性心不全の「3つの病態」を評価していき
ます．これらは迅速評価であり，慣れてしまえば5分以内に行うことが可能です．

1) 低心拍出・低灌流の評価

　　意識レベルの低下や，触診による皮膚冷感，爪部におけるcapillary refilling time（CRT）
2秒以上を評価の参考にします．低血圧〔収縮期血圧（systolic blood pressure：SBP）＜
100 mmHg，平均血圧＜65 mmHg〕も重要な所見となりますが，慢性心不全の既往があ
る症例などでは，もともとSBPが100 mmHg未満のこともあるので，可能であれば普段
の血圧がどの程度かを聴取します．

　　低心拍出・低灌流がある場合は，緊急性がより高く，搬送後の急変リスクも上がるため，
初期対応で最も気をつけて観察します．低心拍出・低灌流が疑われる場合には，補液や強
心薬の投与，場合によっては補助循環の導入をします．加えて，胸痛を伴って急性に低心

拍出を呈してきている場合は，急性心筋梗塞や急性肺塞栓などの重篤な疾患が鑑別にあがるので，早急に循環器内科専門医にコンサルトする必要があります．

2）前負荷過剰の評価

最も簡単に前負荷過剰を見てとれるのは**下腿浮腫**です．体重増加の病歴とともに増悪する下腿浮腫は，慢性的に体液の絶対量が増加していることを示しています．加えて，**頸静脈拍動**にも注意します．本来，前負荷過剰を示すゴールデンスタンダードは中心静脈圧（central venous pressure：CVP）の上昇ですが，初療時は代わりに頸静脈拍動でCVPの上昇を推定します．頸静脈拍動は，教科書的には坐位45°で胸骨角から3～4 cm以上頭側に確認されればCVPが上昇していると判断しますが，ERのファーストタッチにおいては，起坐呼吸（坐位90°）で頸静脈拍動が視認できれば，CVP上昇と判断できます．

急性心不全においては，右心不全などの一部例外を除き，95％の症例で前負荷過剰が存在していると考えられています[1]．実際，フロセミドなどのループ利尿薬を，来院後早期に投与することで予後が改善する可能性も報告されており[2]，脱水が疑われる状況やアレルギーなどの禁忌がなければ投与する症例がほとんどです．

【処方例】フロセミド（ラシックス® 20 mg）　緩徐に静注

3）後負荷過剰の評価

ERで後負荷過剰と評価されるのは，**過度な高血圧**の場合がほとんどです．ただし，慢性心不全などで普段のSBPが100 mmHg未満の場合と，未治療高血圧で普段からSBP 160 mmHg以上の場合では，後負荷過剰といえる血圧値が異なります．やはり，可能であれば普段の血圧を聴取することが大切になります．

治療は，**硝酸薬の投与**が推奨されますが，これは冠動脈・全身の静脈血管・動脈血管に拡張作用を有し，心拍出改善，後負荷軽減・前負荷軽減のすべてに有効だからです．ヨーロッパ心臓病学会のガイドライン[1]では，急性期の降圧目標として，おおむね25％以内に留めることが推奨されています．

硝酸薬を使用する前には必ず胸部聴診を行います．さまざまなモニター音の響くERの現場では，心不全の診断で有名なⅢ音の聴取などは困難なことが多いですが，大動脈弁領域で高調な収縮期雑音は数秒で確認できます．大動脈弁狭窄症や閉塞性肥大型心筋症などがある場合には，硝酸薬の投与には注意が必要です．

【処方例】ニトログリセリン噴霧剤（ミオコール®スプレー 0.3 mg）　1回 1噴霧（口腔内）

そのほか，このフェーズでは呼吸困難を改善するために，積極的に非侵襲的陽圧換気（noninvasive positive pressure ventilation：NPPV）を導入します．NPPVは呼吸補助という目的以上に，胸郭内圧を上昇させて心臓の前負荷・後負荷を減じるという，心不全に対する非薬物療法としての効果も期待されます．

> **🔸 ここがピットフォール**
> ・ファーストタッチで低心拍出・低灌流が疑われれば，超緊急として対処！
> ・普段の血圧は後負荷過剰を判断するのに有用な情報！
> ・前負荷過剰であればフロセミド，後負荷過剰であればニトログリセリン！

症例のつづき1

・意識レベル低下なし，血圧 150/90 mmHg（平均血圧 120 mmHg），SpO₂ 93%（マスク 7 L）
・坐位で頸静脈拍動あり，下腿浮腫を認めたが皮膚冷感はなし．普段の血圧は不明
　⇒NPPVを装着し，フロセミドを静注して血圧変化を見守ることとした

2　セカンドタッチ：鑑別診断と病態の再評価

　さて，ファーストタッチでバイタル・身体所見から「3つの病態」を評価し終えたころには，チームスタッフが施行してくれた12誘導心電図，胸部X線や血液ガス分析などの結果があがってくることになります．このフェーズでは，これらの検査結果から，急性心不全の原因疾患の詳しい鑑別を行います．加えて，ファーストタッチで行った「3つの病態」の評価が，各種検査結果と一致しているかも確認します．

1）動脈血液ガス（ABG）

　代謝性アシドーシスや乳酸値の上昇は，低心拍出・低灌流の客観的な所見です．仮にファーストタッチでのバイタル・身体所見で低心拍出がないと判定していた場合でも，ABG（arterial blood gas：動脈血液ガス）の所見によっては判断を改めて，補液，強心薬や補助循環の導入を検討します．

　過度な$PaCO_2$の上昇，呼吸性アシドーシスがあればCO_2ナルコーシスを危惧します．高濃度酸素投与には注意が必要となるため，PaO_2が60 Torrを維持できないのであれば，気管挿管を考慮します．$PaCO_2$もPaO_2も低下している場合には急性肺塞栓を鑑別する必要があります．

　代謝性・呼吸性を問わず，アシデミアを認めた場合には，治療介入によって，それが解除されたことを確実に確認する必要があります．pH 7.350以上が達成できるまで再検査をくり返します．

2）12誘導心電図とモニター心電図

　12誘導心電図は「波形診断」と「調律診断」の2つを行う意識をもちます．詳細は他書[3]に譲りますが，波形診断ではやはり急性心筋梗塞を見逃さないことが第一になります．調律診断では，洞調律か否かが重要です．呼吸困難では基本的に頻脈となりますが，洞調律

の場合，頻脈は呼吸困難の結果です．

　洞調律でない場合は，心不全の原因（頻脈誘発性の心不全など）であることもあり，治療介入の必要性を判断しなければなりません．脈拍が早すぎて調律が判断できないこともありますが，最大心拍数（220−年齢 回/分）を上回っていれば，洞調律ではないと判断します．洞調律であれば，ファーストタッチで行った治療介入が奏功している場合はモニター心電図における心拍低下が確認できるため，治療効果の指標の1つとします．

　一方，徐脈性不整脈（洞不全，房室ブロック）は心不全の増悪要因であり，心不全を呈している症例では体外ペーシングを導入する必要があります．

3）胸部X線

　胸部X線での肺うっ血や心拡大は，心不全の「3つの病態」のうち，前負荷過剰であることを示します．しかし，このフェーズでの胸部X線の意義は，心不全以外の除外診断を行うことにあります．つまり，患者の苦悶の強さの割に胸部X線での肺うっ血所見が乏しい場合，急性肺塞栓や気管支喘息を考えます．また，気胸も忘れず除外しましょう．

4）心エコー

　詳細な評価は「急性心不全の心エコーで考えること，やるべきこと」（pp.2614〜2625）に譲りますが，筆者は日常の心不全診療初期評価では，左室拡張末期径（left ventricular end-diastolic diameter：LVDD）に注意を払っています．しばしば左室駆出率（left ventricle ejection fraction：LVEF）が心拍出量のように扱われますが，Teicholtz式からLVDDとLVEFを使用して一回拍出量（stroke volume：SV）を計算すると，「LVEF20％でLVDD 75 mm」の心臓と「LVEF 50％でLVDD 50 mm」の心臓のSVはともに約60 mLで同じになります（図2）．

　SVが低下した心不全では，心拍数の上昇が心拍出量の維持に代償的な働きをしている可能性があるため，例えば頻脈性心房細動を合併している場合のレートコントロールは慎重に行う必要があります．

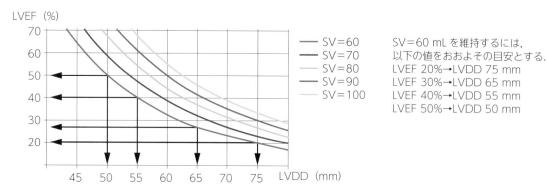

図2 一回拍出量（SV），左室駆出率（LVEF），左室拡張末期径（LVDD）の関係
　Teicholtz式は〔EDV = 7/（2.4 + LVDD）× LVDD^3〕として算出（SV = LVEF × LVDD）．
　EDV（end-diastolic volume：拡張期左室容積）．

> ## ここがポイント
> ・ABGでは低心拍出・低灌流の再確認も忘れずに！
> ・12誘導心電図では，波形診断と調律診断を行う！
> ・胸部X線では肺うっ血が「ない」場合に注意が必要！

症例のつづき2

・血液ガス分析ではアシドーシスを認めず，PaO2は60 Torrと低下していたが，NPPV装着後はFiO2 0.5でSpO2 99％を維持できていた
・12誘導心電図ではST-T波形に変化は認めず，洞性頻脈だった．モニター心電図では来院時120回/分だったのが，100回/分まで低下した
・胸部X線では両側肺うっ血を呈しており，急性心不全に矛盾しなかった

3 初期治療の効果判定と追加鑑別診断

　　心不全の病態把握と，重要疾患の鑑別は一通り終え，初期治療が終了した状況を想定します．あとは循環器内科専門医，病棟担当医への引き継ぎを待つわけですが，その間に，あなたが行った初期治療の効果判定と，追加での鑑別診断の必要性に関しても目を向けることができるとよいでしょう．

1）初期治療の効果判定

　　適切に治療がされている場合には，呼吸困難が改善され心拍数の低下を認めます．初期評価で頻脈のために調律が不明確だった場合には，12誘導心電図を再検査することも重要です．この時点で初期波形と比べてST-T波形に変化があることに気づいて，虚血性心疾患が疑われる場合もあります．

　　フロセミドを静注した場合には，希釈尿の流出も確認します．またNPPVを装着した場合には，ABGからPaO2/FiO2比が改善していることや，呼吸回数が減少しているかを確認します．

2）追加の鑑別診断

　　初期治療に反応が乏しいと考えられる場合には，再度「低心拍出」「前負荷過剰」「後負荷過剰」の病態評価をくり返し，追加治療の必要性を判断します．加えて，原因疾患の見落としがないか再確認しましょう．日本循環器学会の心不全診療ガイドライン[4]では，急性心不全の鑑別に「MR. CHAMPH」（表）を紹介していますので，これらに応じて必要な再検査・追加の検査を行います．

表 急性心不全で鑑別すべき特殊病態「MR. CHAMPH」

	MR. CHAMPHによる鑑別法		Keyとなる検査
M	Myocarditis	急性心筋炎	12誘導心電図
R	Right-sided heart failure	右心不全	心エコー（右心系拡大）
C	acute Coronary synderome	急性冠症候群	12誘導心電図
H	Hypertension emergency	高血圧緊急症	バイタルサイン（血圧）
A	Arrhythmia	不整脈	12誘導心電図
M	acute Mechanical cause	機械的な原因 （急性僧帽弁逆流など）	心エコー
P	acute Pulmonary thromboembolism	急性肺塞栓	心エコー，造影CT
H	High output heart failure	高心拍出性心不全	採血（甲状腺機能，貧血など）

【コラム】研修医時代の心不全診療体験談

　50歳代男性が食思不振を主訴として，walk-inで受診しました．病歴聴取に入る前，内科の上級医の先生はカルテを少し見ただけで，「多分入院だからそのつもりで」とのお言葉．実際その患者は入院歴頻回の重症心不全で，今回も心不全増悪で入院となりました．何回も入院していることを知っていたのかと思いつつ，あとから理由を聞くと，答えは「ピモベンダンを飲んでいるから」でした．

　ピモベンダンなどの経口強心薬は，予後に対する前向きなエビデンスはないものの，重症の慢性心不全の症状管理のため，やむなく使われている場合がしばしばあります．また，そのような重症例は，増悪時に胸部症状よりも腹部症状（食思不振，嘔気，便通異常）を訴えることも経験されます．以前の処方歴が，患者背景を推察するのに非常に有効な手段と実感した一例でした．

■ おわりに

　今日の急性心不全の診療には，ベッドサイドで簡単に施行できる多くのモダリティが活用され，各種検査が同時並行で行われています．しかし今も昔も，初療医の適切な身体診察と迅速な判断が起点となって，それ以外の検査が活きることには変わりありません．いざというとき，迅速な診察をもとに適切な判断ができるよう，日々の研修が大切なことは言うまでもありません．

文　献

1）Ponikowski P, et al：2016 ESC Guidelines for the diagnosis and treatment of acute and chronic heart failure: The Task Force for the diagnosis and treatment of acute and chronic heart failure of the European Society of Cardiology（ESC）. Developed with the special contribution of the Heart Failure Association（HFA）of the ESC. Eur J Heart Fail, 18：891-975, 2016

2）Matsue Y, et al：Time-to-Furosemide Treatment and Mortality in Patients Hospitalized With Acute Heart Failure. J Am Coll Cardiol, 69：3042-3051, 2017

3）「心電図の読み方パーフェクトマニュアル」（渡辺重行，山口 巖／編），羊土社, 2006

4）日本循環器学会／日本心不全学会合同ガイドライン. 急性・慢性心不全診療ガイドライン（2017年改定版）http://www.j-circ.or.jp/guideline/pdf/JCS2017_tsutsui_h.pdf（2019年11月閲覧）

Profile

澤村昭典（Akinori Sawamura）

一宮市立市民病院 循環器内科
島根大学卒
2006年　小牧市民病院初期研修，循環器内科医員
2011年　掛川市立市民病院 循環器内科
2013年　名古屋大学大学院生，病院助教を経て，
2019年〜　現職
2020〜2021年　U-40心不全ネットワーク代表幹事
心不全を診るチカラは，循環器内科医にとって最も基本的な能力です！ という自分も，実はカテーテルがやりたくて循環器内科を志望したクチですが. 基礎練習を忘れないよう，日々心不全診療と臨床研究に取り組んでいます.

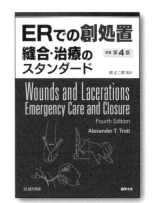

【救急外来】

急性心不全の心エコーで考えること，やるべきこと

渡部美佳

① 急性心不全の診断に心エコーのスキルは重要
② 心エコーの基本画像と疾患別の重要事項を知る

はじめに

　心不全は心疾患の死亡原因で最も多く，心不全による入院患者数は年々増加傾向にあり，院内での死亡率や再入院率も高いです[1]．経胸壁心エコー（心エコー）はガイドラインにおいて，急性心不全の診断や治療を選択するうえでより早期に実施すべき検査とされていてその重要性は高いです[2]．

　心エコーは検者や患者状態による再現性に問題があります．しかし，非侵襲的でリアルタイム性に優れ，またそのポータビリティからベッドサイドで施行可能であり，緊急を要することの多い急性心不全の治療現場ではより重要なモダリティです．そのため基本スキルとしてぜひとも身につけて欲しいです．しかしながら「心エコーをいつ行えばよいのか？」また「そのコツは？」など疑問をおもちの研修医の先生方も多いと察します．本稿ではそのような疑問を解決できるようアプローチしていきたいと思います．

症例1

特に既往のない60歳男性．夜間に突然発症した呼吸困難感を主訴に救急車で搬送された．
身体所見：身長172 cm，体重65 kg，BMI 21.9，呼吸数24回/分，脈拍数100回/分，血圧201/100 mmHg，体温36.8℃，酸素飽和度95％（酸素10 L/分吸入下）．軽度の下腿浮腫を認める．

1 心エコーを実施するタイミングは？

心不全を疑う症状・身体所見があれば迷わず心エコーを実施しましょう！

1) 心不全を疑う症状・身体所見 (表1)

左心不全による自覚症状・身体所見としては**呼吸困難感，起坐呼吸，頻呼吸，喘鳴，湿性ラ音，ピンク泡沫状の喀痰**などがあげられます．また右心不全では**腹部症状，浮腫，頸静脈怒張**などがあげられます．

低拍出の場合は**意識障害，冷汗，四肢冷感，チアノーゼ**などの症状があることも注意が必要です．また心不全のリスクとなるような既往歴や家族歴も重要であり，病歴聴取にも注意を払います．

2) 心不全の検査の進め方

症状や身体所見から心不全を疑った場合には，採血，心電図，X線をオーダーしつつ，心エコーを行います．心エコーは低侵襲かつベッドサイドで施行可能で，またリアルタイムに評価を行うことができるため，**可能な限り早急に施行すべきです**．

本症例は呼吸困難感，頻呼吸を認め，心不全を疑う所見でした．そのため採血や心電図，X線をオーダーしつつ，ベッドサイドで心エコーを実施しました．

> **ここがポイント**
>
> 心エコーは低侵襲であり実施場所も選ばずどこでも施行できる！また実施しながらリアルタイムに評価を行うことができるので，心不全を疑った段階ですみやかに実施すべき！

表1 心不全の自覚症状，身体所見

うっ血による自覚症状と身体所見		
左心不全	自覚症状	呼吸困難，息切れ，頻呼吸，起座呼吸
	身体所見	水泡音，喘鳴，ピンク色泡沫状痰，Ⅲ音やⅣ音の聴取
右心不全	自覚症状	右季肋部痛，食思不振，腹満感，心窩部不快感
	身体所見	肝腫大，肝胆道系酵素の上昇，頸静脈怒張，右心不全が高度なときは肺うっ血所見が乏しい
低心拍出量による自覚症状と身体所見		
自覚症状		意識障害，不穏，記銘力低下
身体所見		冷汗，四肢冷感，チアノーゼ，低血圧，乏尿，身の置き場がない様相

日本循環器学会／日本心不全学会合同ガイドライン．急性・慢性心不全診療ガイドライン（2017年改定版）：http://www.j-circ.or.jp/guideline/pdf/JCS2017_tsutsui_h.pdf（2019年11月閲覧）より転載．

2 研修医が実施する心エコーのコツは？

1）心エコーにおけるPOCUS（Point-of-Care超音波）

　　POCUSは，超音波が専門ではない医療者でも実施できる簡易プロトコールがさまざまな領域で考案されていて，心エコーにおいても広まりつつあります．特に救急医を中心としてトレーニングコースが実施されており，また各種ガイドラインも出版されているので，臨床現場では積極的に活用してほしいです．専門的な計測値も大切ですが，まずは**専門医にコンサルトすべきか，緊急処置が必要か**どうかを判断するための画像を描出し，評価をすることで診断および治療に遅れがないよう心掛けることが大切です．

2）基本画像

　　通常の心エコーを実施する際は患者の状態が許せば左臥位で行いますが，POCUSは緊急時を想定しており仰臥位で行います．図1に主なアプローチを示します．

❶ 傍胸骨左縁アプローチ（図2）

　　できるだけ胸骨に近い左縁にプローブを置き，左室長軸断面と短軸断面を描出します．POCUSにおいて長軸断面では各内腔のバランス，左室の大きさ，左室機能低下の有無，壁運動異常の有無を観察します．POCUSは，実際に計測をして数値化する通常の心エコーとは違い，**視覚的に大まかな評価を行うことが重要**です．長軸断面では左房，valsalva洞，上行大動脈の一部まで観察でき，通常は左房と大動脈はほぼ同じ径となります．左房が拡大している場合は左房圧が上昇している可能性（左心不全）を，大動脈が拡大している場合は大動脈解離などの大動脈疾患を疑い，上級医や専門医へコンサルトを行います．

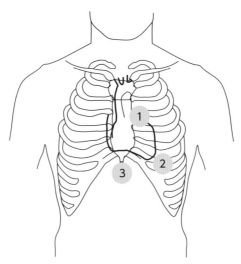

図1 経胸壁心エコーのアプローチ部位
① 傍胸骨左縁，② 心尖部，③ 心窩部．

短軸断面では左室短軸像乳頭筋レベルを描出し，左室および右室のバランス，左室機能，左室壁運動の評価を行います．

❷ 心尖部アプローチ（図3）

心尖部アプローチでは，両心室・心房を観察する四腔を描出できるようにすることが重要です．可能な限り正確に心尖部まで描出することが望ましいですが，仰臥位で行う場合には困難なことも多いです．四腔の大きさやバランス，左室機能，壁運動を観察します．

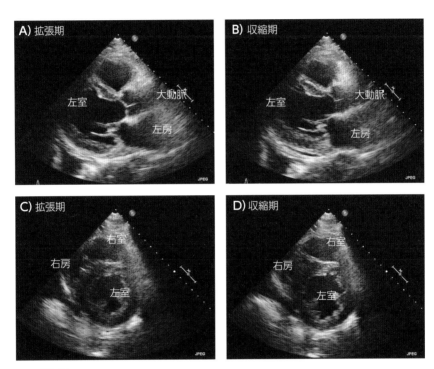

図2 症例1の傍胸骨左縁アプローチ

A，B）左室長軸断面，C，D）短軸断面．左室は拡大し，収縮能が低下している．

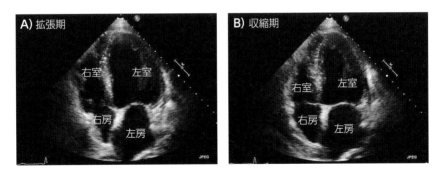

図3 心尖部アプローチ

四腔断面．左房や左室が拡大していて，収縮能はびまん性に低下している．

❸ 心窩部アプローチ（図4）

　ほかのアプローチで描出が困難な場合は心窩部から見上げるように心臓を観察し，四腔断面を描出します．各心腔のバランスに加えて心嚢水の有無の評価を行います．また矢状断面で下大静脈（inferior vena cava：IVC）の径と呼吸性変動を確認し，右房圧を推定します（表2）．

3）画像の評価
❶ 形態的評価

　各断面で心室心房の大きさ，壁の異常，左室の収縮能を評価します．左室拡大は左室への容量負荷を意味します．また肺高血圧や右心不全を合併している場合は右心系の拡大を認め，肺高血圧が進行すれば拡張期に右心系が左心系を圧排する画像も観察されます．加えて，壁の肥厚や菲薄化，異常なエコー輝度の上昇がないかを各断面で確認します．左室の収縮能や局所壁運動異常（asynergy）に関しては一般的な心エコーでは，すべての取得画像で計測して評価しますが，POCUSでは視覚での評価で十分と考えられているので左室機能がよい・悪い，壁運動異常のあり・なしで評価を行います．

　症例1では心尖部四腔断面（図3）で左房，左室の拡大があり，また左室収縮能が低下していると判断し，心不全を疑いました．

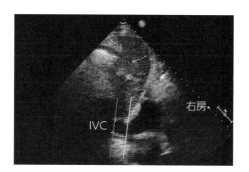

図4 心窩部アプローチ
矢状断面．下大静脈は拡大している．肝静脈流入部（黄色い線）より1〜1.5 cm末梢（赤い線）で測定する．

表2 下大静脈径および呼吸性変動と推定右房圧の関係

下大静脈径（mm）	呼吸性変動	推定平均右房圧（mmHg）	
≦21	＞50%	3	（0〜5）
	＜50%	8	（5〜10）
＞21	＞50%		
	＜50%	15	（10〜20）

文献3をもとに作成．

❷ 循環動態の評価

　心窩部アプローチでIVC径と呼吸性変動より右房圧を推定します．径が拡大し，かつ呼吸性変動が乏しければ溢水状態である可能性が高いです（表2）．また可能であればIVCは長軸断面だけではなく短軸断面も加え，楕円かどうかを確認します．通常のIVCは楕円形であり，正円に近い形態であれば溢水の可能性を考慮します．

　本症例は最終的に左心系の拡大および機能の低下，またIVC径より溢水状態と判断し，呼吸困難感は左心不全が原因であると判断しました．

4）専門医へのコンサルト

　病歴聴取，身体所見，POCUSから心不全が疑われる場合には**すみやかに専門医へのコンサルト**が必要です．

　特に心不全の原因が緊急な処置が必要である心筋梗塞の場合は，壁運動異常が認められれば緊急カテーテル検査が必要となります．また，心囊水を認める場合には心タンポナーデかどうか，心囊ドレナージの適応を検討する必要があるため専門医へのコンサルトが必要です（図5）．肺塞栓症の亜急性期以降は右心負荷所見（右室拡大，左室圧排像），大動脈解離では上行大動脈の拡大を認め早急な造影CTが必要となります（図6）．また心筋炎も急速に進行することもあり，すみやかに専門的加療が必要な疾患です．

　いずれも致死率の高い症例で，すみやかな専門医へのコンサルト，専門施設への搬送が必要なため，それぞれの所見を知っておくことが重要です．

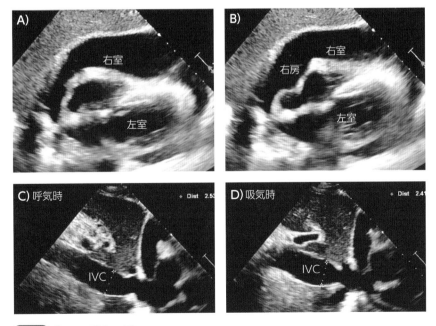

図5　心タンポナーデ
心窩部アプローチ．右室の虚脱（A）と右房の虚脱（B）を認める．またIVCは拡大し，呼吸性変動は消失している（C，D）．

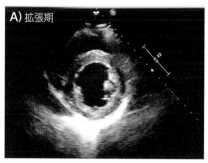
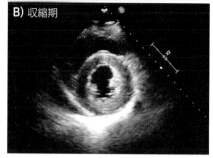
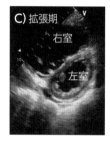
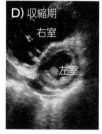
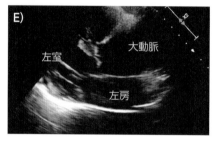

図6 心筋炎，肺塞栓症，大動脈解離のエコー所見

A，B）心筋炎：傍胸骨左縁，短軸断面，びまん性に壁運動が低下し壁の肥厚を認める．エコー輝度が上昇しており浮腫を疑う．

C，D）肺塞栓症：傍胸骨左縁，短軸断面，右室圧上昇により左室壁は圧排されている．

E）上行大動脈解離：傍胸骨左縁，長軸断面，上行大動脈は著明に拡大している．

> 🔄 ここがポイント
>
> まずはPOCUSにより3～5分程度で専門医へのコンサルトが必要であるかどうかを判断できるスキルが重要．

症例2

高血圧の既往がある75歳女性．早朝に突然の呼吸困難感を自覚し救急要請．
身体所見：身長155 cm，体重56 kg，BMI 26.6，呼吸数26回/分，脈拍数110回/分，血圧200/110 mmHg，体温36.8℃，酸素飽和度90%（酸素10 L/分吸入下）．
心電図：洞調律，心拍数155回/分，V2-4にST低下を認める．
胸部X線：両肺野に透過性低下を認める．

3 POCUSで判断できなかったときは？

　　症例2は症状から心不全を疑い，すみやかにPOCUSを実施しました（図7）．左房拡大を認めましたが左室拡大はなく，左室機能低下もありませんでした．またIVCは拡大していましたが心嚢水は認めませんでした．

　　症例1は収縮能が低下し左室も拡大していたため，POCUSの実施で心不全とすみやかに

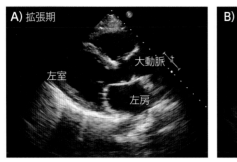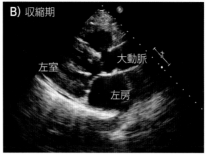

図7 症例2の傍胸骨左縁長軸断面
収縮能は保たれ，左室の拡大や左室壁の異常は認めない．

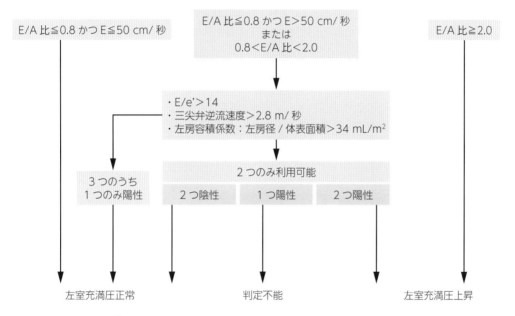

図8 左室充満圧（左室拡張末期圧・左房圧）評価のアルゴリズム
文献4をもとに作成．
E波：拡張早期波，A波：心房収縮波，e'：僧帽弁輪の最大拡張早期運動速度．

判断可能でしたが，**症例2**は左房とIVCの拡大以外は異常を認めず，POCUSで確認した項目のみでは心不全と判断できませんでした．しかし症状は心不全の典型的なものと矛盾せず，心電図所見では何らかの心疾患を疑い，X線での肺うっ血所見，採血でのBNPの上昇を認めることから左心不全を示唆しました．そこで専門医による心エコーでのより専門的な計測が必要となります．

　左心不全では左房圧の上昇を伴うはずであり，それが進行すれば肺高血圧となっているはずです．左房圧上昇や肺高血圧を心エコーで予想するには僧帽弁流入血，僧帽弁組織ドプラ波形から得られるE/A比，E/e'，左房拡大，三尖弁逆流速度を測定して左室充満圧を評価することが必要です（図8）．

症例2では収縮能は保たれていましたが左房圧上昇，肺高血圧を合併しており収縮能が保たれている心不全（heart failure with preserved ejection fraction：HFpEF）と診断しました（図9）．HFpEFは高齢，女性に多く，虚血性心疾患など二次性の心筋症を合併していることが多いので，原因精査が重要です．

 ここがピットフォール

> 身体所見およびPOCUSで1つでも異常があれば専門医へのコンサルトは必要である．またPOCUSのみではなく，身体所見や採血など多角的アプローチが必要である．

症例3

高血圧と心房細動の既往がある82歳女性．野球観戦後に胸痛が出現．翌日から呼吸困難感と湿性咳嗽を認めたため近医受診．心電図にてST上昇を認めたことから急性心筋梗塞と診断され，救急病院へ搬送となった．
身体所見：身長159 cm，体重49 kg，BMI 19.3，呼吸数25回/分，脈拍数100回/分，血圧88/50 mmHg，体温36.6℃，酸素飽和度90％（酸素6 L/分吸入下）．
心電図：心房細動，心拍数115回/分，V2-4にST上昇を認める．
胸部X線：心拡大と両肺野に透過性低下を認める．

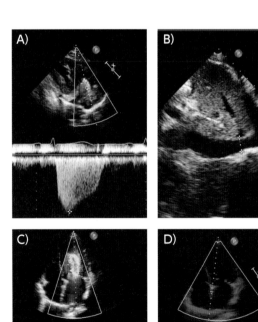

図9 HFpEF
A) 三尖弁逆流速度と三尖弁圧較差（transtricuspid pressure gradient：TRPG）の測定．
B) IVCの測定．TRPGは39 mmHg，IVCは20 mm以下で呼吸性変動はあるため，表2から推定右房圧は3 mmHgと判断した．よって，39＋3 mmHgで推定右室収縮期圧は42 mmHgとなり肺高血圧．
C) 僧帽弁流入血流からのE/A測定．
D) 僧帽弁弁輪の組織ドプラによるE/e'の測定．

4 POCUSによるショックの早期判断

　心不全症状と心電図異常を指摘され搬送されました．心不全が疑われ採血，X線をオーダーしつつ心電図，POCUSを施行しました．

　心尖部四腔断面で壁運動異常を認めました（図10）．専門医へコンサルトし，緊急冠動脈造影検査を施行しましたが冠動脈に有意狭窄は認めませんでした．専門医により再度心エコー検査が施行され，壁運動異常のパターンや冠動脈疾患を認めず，たこつぼ心筋症と診断しました．

　たこつぼ心筋症は日本ではじめて報告された心筋症です[5]．身体的・精神的なストレスを誘引として発症することが多く，カテコラミンや交感神経系の活性化が関与していると考えられています．たこつぼ心筋症でも胸痛，心不全，心電図変化を認めるため急性冠症候群との鑑別が重要であり，冠動脈疾患を除外することが必須です．循環器以外の疾患で加療中に発症することも報告されており，さまざまな臨床科の患者に合併する可能性があります．発症時は本症例のようにショックや臓器障害を合併する疾患で，30日以内の死亡率は約4％と急性冠症候群と同等であり[6]，すみやかな判断，専門施設へ搬送することが救命には重要です．

> 🔰 **ここがポイント**
>
> 　ショックの診断においてPOCUSを用いた早期判断が可能となった．専門医以外でもショックの患者を経験することは多く，POCUSのスキルは重要である．

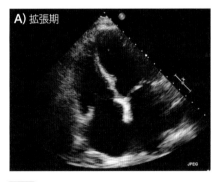
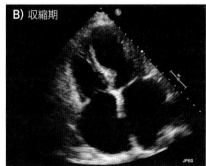

図10 症例3の心尖部四腔断面
　左室の心基部の過収縮と中部以下の収縮能低下を認める．右室の壁運動異常は明らかではない．

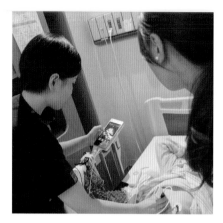

図11 ポケットエコーの実施風景

【コラム】研修医時代の心不全診療体験談

慢性心不全の増悪で入院した70歳代女性，退院前に胸痛を訴え心電図でST上昇を認めたため
ST上昇型の心筋梗塞と診断し，緊急カテーテル検査を施行しました．冠動脈に有意狭窄は認め
ず，心エコーでたこつぼ心筋症と診断しました．たこつぼ心筋症は急性冠症候群の2％程度に
認め，忘れたころに遭遇する疾患ですので，安易な心筋梗塞の診断は要注意です．

おわりに

　　超高齢社会を迎え，心不全パンデミック時代でもある現在，心不全は誰もが遭遇する可
能性のある病態です．心不全の診断に心エコーを施行しない手はなく，また心エコーは低
侵襲で研修医の皆さまでも実施可能な検査です．POCUSは実臨床において重要なスキル
となりつつあり，ぜひ皆さま方にも取り組んでいただきたいです．聖マリアンナ医科大学
では，従来の超音波装置に加えて，ポケットエコーも外来，病棟に常設し，救急患者の評
価を行っています．その実施者は循環器内科医のみならずローテーション中の研修医，専
門ナース，学生にまで及びます（図11）．心エコーが皆さまにとってより身近な存在とな
り，日常診療に役立てくださることを願います．

文　献

1 ）Tsuchihashi-Makaya M, et al：Characteristics and outcomes of hospitalized patients with heart failure and reduced vs preserved ejection fraction. Report from the Japanese Cardiac Registry of Heart Failure in Cardiology（JCARE-CARD）. Circ J, 73：1893-1900, 2009

2 ）日本循環器学会／日本心不全学会合同ガイドライン. 急性・慢性心不全診療ガイドライン（2017年改定版）
http://www.j-circ.or.jp/guideline/pdf/JCS2017_tsutsui_h.pdf（2019年11月閲覧）

3 ）Lang RM, et al：Recommendations for cardiac chamber quantification by echocardiography in adults：an update from the American Society of Echocardiography and the European Association of Cardiovascular Imaging. J Am Soc Echocardiogr, 28：1-39.e14, 2015

4 ）Nagueh SF, et al：Recommendations for the Evaluation of Left Ventricular Diastolic Function by Echocardiography：An Update from the American Society of Echocardiography and the European Association of Cardiovascular Imaging. J Am Soc Echocardiogr, 29：277-314, 2016

5 ）Dote K, et al：Myocardial stunning due to simultaneous multivessel coronary spasms：a review of 5 cases. J Cardiol, 21：203-214, 1991

6 ）Redfors B, et al：Mortality in takotsubo syndrome is similar to mortality in myocardial infarction – A report from the SWEDEHEART registry. Int J Cardiol, 185：282-289, 2015

Profile

渡部美佳（Mika Watanabe）

聖マリアンナ医科大学 循環器内科
低侵襲で致死的な疾患の診断が可能な心エコーに魅力を感じ循環器を選択しました．心不全はどの領域の患者も発症しうる疾患です．ぜひちょい当てエコーを日常診療にとり入れてください．

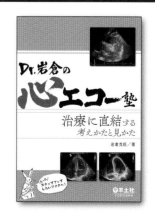

【救急外来】

今後の方針を決めるときに考えること，やるべきこと

鍋田　健

① 心不全初期治療は時間との勝負．何をするかを明確にしよう

② 心原性ショックと呼吸状態を最優先で改善しよう

③ うっ血への対応をまずはマスターしよう

④ 敵を知れば百戦危うからず，背景にある心疾患に目を配ろう

はじめに

　心不全は超高齢社会を迎える国内において症例数が急速に増加しています．このことから急性心不全で救急外来を受診する症例も必然的に増加しており，救急を担当していて出合わないことはありません．そのすべてを循環器専門医が対応するのは現実的ではなく，研修医を含む救急外来を担当する医師を中心に心不全の診断・初期対応のスキルを身につけることが必須となってきています．本稿では心不全と診断された後，どのように対応していくのか，ガイドラインを中心にその実際を解説していきます．

1 心不全の診断になった，さてどうする？

　本稿では目の前の患者が心不全と診断されている前提でお話します．心不全となると重症な症例が多く苦手なイメージをもつ人もいるかもしれませんが，型どおりやればきちんと対応できます．その"型"というのは次の3点です．

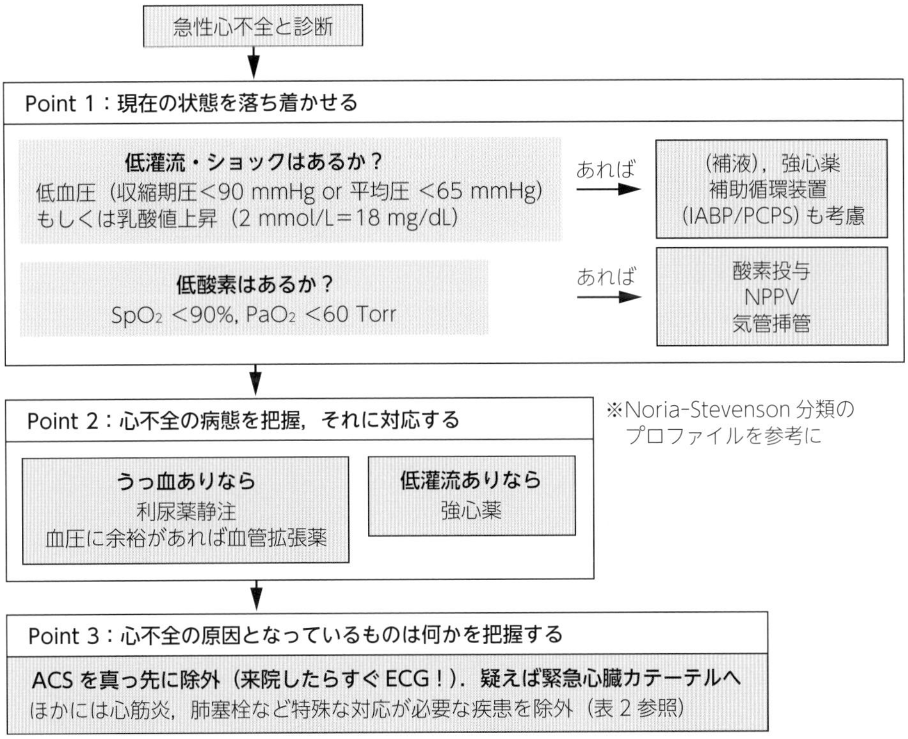

```
┌─────────────────────┐
│   急性心不全と診断    │
└─────────────────────┘
            │
            ▼
```

Point 1：現在の状態を落ち着かせる

低灌流・ショックはあるか？ 低血圧（収縮期圧＜90 mmHg or 平均圧 ＜65 mmHg） もしくは乳酸値上昇（2 mmol/L＝18 mg/dL）	あれば →	（補液），強心薬 補助循環装置 （IABP/PCPS）も考慮
低酸素はあるか？ SpO_2＜90%，PaO_2＜60 Torr	あれば →	酸素投与 NPPV 気管挿管

```
            │
            ▼
```

Point 2：心不全の病態を把握，それに対応する

※Noria-Stevenson 分類の
　プロファイルを参考に

うっ血ありなら 利尿薬静注 血圧に余裕があれば血管拡張薬	**低灌流ありなら** 強心薬

```
            │
            ▼
```

Point 3：心不全の原因となっているものは何かを把握する

ACS を真っ先に除外（来院したらすぐECG！）．疑えば緊急心臓カテーテルへ
ほかには心筋炎，肺塞栓など特殊な対応が必要な疾患を除外（表2参照）

図1 急性心不全の治療フローチャート

急性心不全診断後の治療・評価内容をフローチャートにしたもの．まずは来院10分以内を目標に重篤な状態から対処していくのが重要．その後，60分以内を目安に病態評価とその対応を行う．
IABP　（intra-aortic balloon pumping：大動脈バルーンパンピング）．
PCPS　（percutaneous cardiopulmonary support：経皮的心肺補助装置）．
NPPV　（noninvasive positive pressure ventilation：非侵襲的陽圧換気）．
ACS　（acute coronary syndrome：急性冠症候群）．
ECG　（electrocardiogram：心電図検査）．
文献1，2をもとに作成．

① 現在の状態を落ち着かせる
② 心不全の病態を把握して，それに対応する
③ 心不全の原因となっているものは何かを把握する

　このなかで最も優先すべきことは①の「現在の状態を落ち着かせる」です．急性心不全症例は状態が不安定であり，急いで状態を落ち着かせないと加速度的に具合が悪くなっていくためです．では状態を落ち着かせるためには何が必要か，具体的な治療の流れを時間軸に沿って解説していきます（図1）．

2 現在の状態を落ち着かせるために

1) 心原性ショックに対応する

　　急性心不全で来院した症例で最も危険なのは**心原性ショック**の症例です．病態は著しい心機能低下から心拍出量が低下し，循環不全が生じている状態です．心原性ショックの症例を1人で担当するのは危険です．まずは必ずスタッフを集めましょう．そのうえでの対応を以下にお示しします．

　　まず検討するのは**輸液**です．ただ心不全の場合はうっ血も同時に起こしていることが多く，補液により血行動態が増悪する場合があります．そのため著しい体液貯留傾向がなければ，補液はルート確保のみに留めておいて強心薬を開始するのが無難です．強心薬はドブタミンが推奨されており，2 μg/kg/分から開始し反応をみてみましょう．改善が乏しければドパミンやPDE3阻害薬を用いますが，薬剤の反応をみている間にもどんどん状態が増悪していく場合は大動脈バルーンパンピング (intra-aortic balloon pumping：IABP) や経皮的心肺補助装置 (percutaneous cardiopulmonary support：PCPS) も考慮しなければいけません．これは施設によっては対応できないこともあり，初期対応で反応が乏しければ，より高次の循環器専門施設への転院搬送が必要となります．躊躇せず連絡しましょう．

2) 低酸素状態を改善する

　　急性心原性肺水腫を中心に，高度呼吸不全を伴い搬送されてくる心不全の患者は多いです．SpO_2 90％以下であれば酸素投与を行い，改善を認めなければ漸増しましょう．酸素投与のみで改善が乏しい場合は早期に陽圧換気を行うべきです．陽圧換気は適応補助換気 (adaptive servo-ventilation：ASV) などを用いた**非侵襲的陽圧換気** (noninvasive positive pressure ventilation：NPPV) が推奨されます．施設によって用意されているものが異なるとは思いますが，救急外来で使う場合には大きな差はないので問題ありません．すぐに用意できない場合はバックバルブマスクを使って用手的に陽圧換気を行うだけでも効果があります．それでも改善がない場合は気管挿管を行います．

> **🐤 ここがポイント**
>
> 　　呼吸状態を診るときはSpO_2のみで判断しないようにしましょう．SpO_2が上昇しても自覚症状の改善が乏しく，呼吸数が高い（25回/分以上）状態が持続するようであれば陽圧換気を行うべきです．陽圧換気は酸素化の改善のみならず，肺うっ血の改善や交感神経の抑制に効果があることが知られており[1]，心不全の血行動態を改善する方向に働くため積極的に用いたほうがよいです．気管挿管に至った場合は入院期間の延長や死亡率が上昇することが知られており，早期からの積極的な呼吸補助で気管挿管に至る症例を減らすことが重要です．

3 心不全の病態を把握して対応する

1） うっ血か低灌流か

　　心不全の病態は肺などの臓器に過剰な水分が貯留する「うっ血」と，低心拍出により臓器へ十分な血液を供給できない「低灌流」に分類されます．目の前の患者さんがどのような病態であるかを把握することで次の治療に移ることができます．病態把握のためにはNohria-Stevenson分類を用いるとわかりやすいです．

　　Nohria-Stevenson分類とは，主に身体所見を用いることで"うっ血"と"低灌流"に分け心不全の病態評価を行うための分類です[3]．この分類を用いることで目の前の患者さんが今どのような病態であるのかをすみやかに把握して，適切な介入を行うことが重要です（図2）．

2） うっ血への対処は，すみやかに利尿薬を

　　実臨床においてわが国で最も多い急性心不全のプロファイルは「うっ血あり，低灌流なし」のNohria-Stevenson分類におけるprofile B症例です[4]．そこで，**まずはうっ血に対応できるようになりましょう**．うっ血の治療に用いられるのは利尿薬と血管拡張薬ですので，それらに関して解説します．

❶ 利尿薬

　　過剰な体液貯留を伴ううっ血性心不全で治療の主体になるのは，何といっても利尿薬です．うっ血性心不全と診断したらすみやかにループ利尿薬であるフロセミドの静注を行いましょう．来院から60分以内にフロセミドを静注することでその後の予後改善が示されています．診断をすみやかに行ったうえで早期に対応しましょう[4]．ほかの利尿薬を救急外

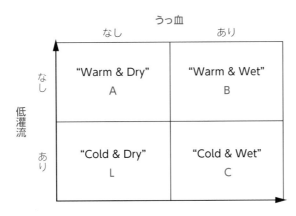

うっ血所見：起坐呼吸・頸静脈圧上昇・浮腫・腹水・肝頸静脈逆流
低灌流所見：低い脈圧・四肢冷感・傾眠傾向・低ナトリウム血症・腎機能増悪

図2 Nohria-Stevenson分類

米で用いるケースは少ないですが，ループ利尿薬が効果不十分な場合には検討しましょう．

　著明な肺うっ血をきたす心原性肺水腫は単純に総体液量が多いのではなく，体液の不均衡，すなわち volume shift が病態の主体です．そのため，わが国のガイドラインでは後述する血管拡張薬の投与と陽圧換気の治療が優先され，利尿薬は体液過剰がなければ用いる必要はないとされています．ただこの点は議論が分かれるところで，ヨーロッパ心臓病学会のガイドラインでは心原性肺水腫とうっ血性心不全を区別せずにうっ血が存在すれば利尿薬は投与するべきとしています[2]．筆者は心原性肺水腫であっても原則，少量（10～20 mg程度）のフロセミド静注を行うようにしています．これは利尿効果もさることながら，フロセミドには若干の血管拡張作用があり降圧効果も期待できるためです．この投与量であれば脱水や過降圧を起こすこともまずありません．心原性肺水腫は適切な対応をすれば早期に改善することもあり，初期投与以降は必要最小限の利尿薬で管理するようにしています．

　「利尿薬をどれくらいからはじめるべきですか」という質問は多く寄せられるので，ヨーロッパ心臓病学会のステートメントをもとにフローチャートを図3にまとめました[5, 6]．注意点は腎機能障害の症例ではフロセミドの必要投与量が多くなること，投与後きちんと反応を確認することです．

❷ 血管拡張薬

　前述したように血管拡張薬は急性心原性肺水腫に有効です．機序としては降圧による後負荷低下と，肺血管拡張による肺うっ血軽減です．心原性肺水腫の症例では静注薬を準備しつつ硝酸薬スプレーの噴霧を行うと即効性が高いので，筆者は1～2回行うようにしています．

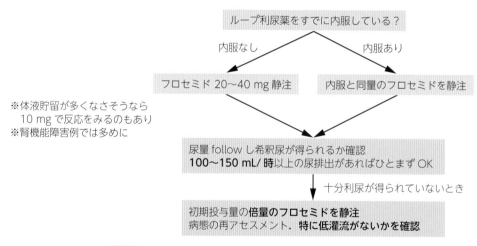

※体液貯留が多くなさそうなら
　10 mg で反応をみるのもあり
※腎機能障害例では多めに

図3　急性心不全におけるループ利尿薬の使い方
文献5，6をもとに作成．

　血管拡張薬で注意するべきは過剰な降圧です．心不全の治療を同時並行で行うと状態が短時間で変化するため，血圧の頻回なモニタリングは忘れないようにしましょう．降圧の目標に関するデータは多くありませんが，収縮期血圧180 mmHgを超えるような高血圧緊急症＋心不全では来院時から2〜3時間のうちに25％程度分の降圧が推奨されています[2]．国内のデータでもこれ以上の降圧を行うと急性腎障害のリスクが上昇していくことが示されています[7]．

　心不全が軽快すると自然と血圧は低下していくことが多いので，血管拡張薬は効果が不十分な場合に徐々に増量していくイメージのほうが無難です．急性心原性肺水腫以外のうっ血性心不全でも，血圧高値の症例を中心に血管拡張薬を用いることはあります．ただ多くは利尿薬で状態改善が得られることが多いですし，持続静注は患者さんの行動を制限することもあるため，筆者はそれほど積極的には用いません．

　血管拡張薬の種類と特徴を表1にまとめました．どの血管拡張薬が有効かは以前から議論されていますが，明確に心不全の予後を改善したものはありません．そのため，使い慣れている薬を使うようにすればよいです．筆者は心原性肺水腫で来院時から短期間の場合に血管拡張薬を使用するときは用量調節もしやすい硝酸薬を用いて，入院後に長期間の血管拡張薬＋利尿作用を求めるときは降圧に注意しながらカルペリチドを使うようにしています．

4 心不全の原因となっているものは何かを把握する

　心不全はさまざまな心疾患が原因で起こります．原因疾患によってはそれに応じた対応をしないといけないので治療しつつ原因を探ることが重要です．表2に注意するべき疾患とその所見をまとめていますので確認しておきましょう．頻度も多く必ず鑑別しないとい

表1 血管拡張薬の使い分け

種類	主な特徴	投与量の例	耐性のできやすさ
硝酸薬	・少量で冠動脈・静脈拡張 ・高用量で動脈拡張	ニトログリセリン注 原液で2〜10 mL/時（0.2〜5γ）	できやすい
硝酸イソソルビド	・少量で冠動脈・静脈拡張 ・高用量で動脈拡張 ・硝酸薬より動脈拡張効果は劣る	イソソルビド注 原液で2〜10 mL/時（0.2〜5γ）	できやすい
カルペリチド	・血管拡張効果に加え，利尿作用とレニン・アンジオテンシン系阻害作用	ハンプ®を5％ブドウ糖液に溶解して0.0125γから開始，0.1γまでの範囲で調整	できにくい
ニコランジル	・硝酸薬作用に加え，ATP感受性カリウムチャネル開口による動脈拡張作用	シグマート®注を生理食塩液または5％ブドウ糖液に溶解して1 mg/mLとして3〜6 mL/時	できにくい

文献1，8をもとに作成．

表2 特殊な対応を要する病態の診断方法と対応

疾患/病態名	診断法/特徴	対応
急性冠症候群 (ACS)	・心電図でST上昇 ・心筋逸脱酵素の上昇	・緊急心臓カテーテル検査および血行再建
急性心筋炎	・心電図でST変化 ・先行する感冒様症状 ・心筋逸脱酵素の上昇	・急変のリスクがあるため一見安定していても厳重なモニタリング ・状態増悪時に早期の補助循環導入
肺塞栓症	・心エコーでの右心負荷所見 ・長期臥床の既往 ・造影CTでの血栓証明	・抗凝固療法 ・右心負荷＋血行動態不安定なら血栓溶解考慮
不整脈 (心房細動，心室頻拍，房室ブロックなど)	・心電図で不整脈の確認	・頻脈性不整脈であれば除細動，レートコントロール ・徐脈性不整脈であれば体外式ペースメーカー
機械的合併症 (急性弁膜症，心室中隔穿孔など，ACSに伴うものが多い)	・急性の経過で状態増悪のエピソード ・心エコーでの評価	・該当疾患への緊急手術

文献1，2をもとに作成．

けないのは，**急性心筋梗塞をはじめとした急性冠症候群**（acute coronary syndrome：ACS）です．なので心不全症例は来院したら**すぐに必ず心電図を行い**，ACSが疑われたら緊急で心臓カテーテル検査を行いましょう．さまざまな理由で検査ができなければできる施設へ急いで搬送しましょう．虚血を解除しない限り心不全のコントロールをすることは難しいです．逆にいえば，ACSを疑う場合以外では心臓カテーテル検査を外来受診時にルーチンで行う必要はありません．

5 Swan-Ganzカテーテルを来院時に行う？

　Swan-Ganzカテーテルは心拍出量，心内圧のモニタリングが可能であり心不全の血行動態把握にとても有用です．ただ多くの場合，身体所見や心エコーなどでも状態評価は可能でありルーチンで行う必要はありません．行うべきは心原性ショックを中心とした血行動態が不安定な症例です．このような症例では入院時から積極的にSwan-Ganzカテーテルを行うようにしましょう．

6 急性心不全患者は帰宅させられる？

　原則として急性心不全で来院した症例は帰宅させるべきではありません．仮にそのとき安定していても，帰宅後に増悪して最悪の場合は心肺停止で搬送…なんてことも起こりえます．特に初発の心不全であれば，背景にどんな疾患が隠れているかわからないので入院

させるべきです．帰宅を検討できるのはすでに心不全の既往がある症例で，利尿薬などの初期治療に反応し症状が安定した場合です．ただその場合でも本人・家族へ急に増悪する可能性を話したうえで必ず近い間で再診を予約しましょう．

【コラム】研修医時代の心不全診療体験談：調子に乗って血圧の下げすぎには注意せよ!!

心原性肺水腫で救急搬送された70歳代男性．収縮期血圧200 mmHgと高値で呼吸状態も悪かったので硝酸薬の噴霧と陽圧換気を開始．呼吸状態は若干改善するも収縮期血圧170 mmHg前後と高値であり，硝酸薬持続注射を早送りしたうえでループ利尿薬を投与しました．その後呼吸状態は改善しましたが，みるみる血圧が低下し収縮期血圧80 mmHg台へ．慌てて硝酸薬を中止しドパミンの持続注射を開始する羽目に…．

症状が改善すると交感神経の緊張がとれ，さらに時間差で薬が効いてくることがあります．いきなり低い血圧をめざすのではなく，安定してきたら経過を見ながら徐々に薬剤を調整していきましょう．これは心不全治療全般にいえることですが，完璧な治療をまずめざすというよりは攻めすぎずに60〜80点くらいの治療をめざすほうが，安定した治療ができると思っています．

おわりに

　　心不全の初期対応は慣れないうちはとまどうことが多く，怖いものです．ただしやるべきことは意外と単純で，多くの心不全は型どおりの治療を行うことでまず対応できます．怖がらず経験を重ねていけば必ずできるようになります．本稿が1人でも多くの心不全の患者さんを救う道標となれば幸いです．

文　献

1）日本循環器学会／日本心不全学会合同ガイドライン．急性・慢性心不全診療ガイドライン（2017年改定版）
http://www.j-circ.or.jp/guideline/pdf/JCS2017_tsutsui_h.pdf（2019年11月閲覧）
　　↑最新の国内の心不全ガイドライン．心不全治療の基本から幅広く網羅．心不全を学ぶときは，まずはここに記載されている知識を頭のなかに入れることをオススメします．

2）Ponikowski P, et al：2016 ESC Guidelines for the diagnosis and treatment of acute and chronic heart failure：The Task Force for the diagnosis and treatment of acute and chronic heart failure of the European Society of Cardiology（ESC）Developed with the special contribution of the Heart Failure Association（HFA）of the ESC. Eur Heart J, 37：2129-2200, 2016
　　↑ヨーロッパ心臓病学会の心不全ガイドライン．

3）Nohria A, et al：Clinical assessment identifies hemodynamic profiles that predict outcomes in patients admitted with heart failure. J Am Coll Cardiol, 41：1797-1804, 2003

4）Matsue Y, et al：Time-to-Furosemide Treatment and Mortality in Patients Hospitalized With Acute Heart Failure. J Am Coll Cardiol, 69：3042-3051, 2017
　　↑早期の利尿薬投与が予後を改善．心不全治療における時間軸の重要性を証明．

5）Mullens W, et al：The use of diuretics in heart failure with congestion – a position statement from the Heart Failure Association of the European Society of Cardiology. Eur J Heart Fail, 21：137-155, 2019
　　↑利尿薬の投与方法に関しての欧州からのステートメント．

6) Verbrugge FH : Editor's Choice-Diuretic resistance in acute heart failure. Eur Heart J Acute Cardiovasc Care, 7 : 379-389, 2018
　　↑利尿薬抵抗性とその対応に関して詳細に記載.

7) Arao Y, et al : Early Blood Pressure Reduction by Intravenous Vasodilators Is Associated With Acute Kidney Injury in Patients With Hypertensive Acute Decompensated Heart. Circ J, 83 : 1883-1890, 2019
　　↑血管拡張薬での降圧度と急性腎障害の関連を検討.

8)「徹底ガイド 心不全 Q&A」(佐藤直樹/編), 総合医学社, 2010

Profile

鍋田　健（Takeru Nabeta）

北里大学医学部 循環器内科学
専門は心不全で特に心筋症の診断治療と画像診断. 1つの画像診断にこだわるのでなくエコーやMRIを用いたマルチモダリティをどう診療に生かすかをテーマに日々臨床にあたっています. 心不全診療は基本を押さえたうえでそれで対応できない状況をどうするかが腕の見せ所だと思っています. 今後どんどん盛り上がる分野なので1人でも多くの人が心不全診療を楽しいと思ってくれると嬉しいです.

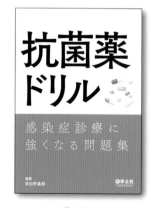

【集中治療室：CCU/ICU】

治療開始時に考えること，やるべきこと

千村美里

① 心不全の病態〔肺うっ血（肺水腫），体液貯留，低心拍出状態〕に応じた介入を早期に行う
② 時間単位で治療効果を判定し，病態を再評価しながら治療を修正，追加する
③ 薬物治療に抵抗性を示す症例に対しては，躊躇することなく機械的補助循環，デバイス治療を考慮する

■ はじめに

　　CCU/ICUに入室した心不全患者に対する治療の主なコンセプトは，早期に心不全の病態〔肺うっ血（肺水腫），体液貯留，低心拍出状態〕を評価して介入すること，介入後は時間単位で治療効果判定をして病態を再評価しながら治療を修正，追加することです．介入が遅れ治療が早期に奏功しなければその間に臓器障害は進行し，慢性期になって臓器予備能の低下により再入院となる症例をよく経験します．そこで本稿では，CCU/ICUにおいて時間軸を念頭において治療することの重要性についてまとめます．

1 CCU/ICUに入室した心不全患者の病態把握，治療介入時に用いる指標

　　CCU/ICUに入室した心不全患者に対し，早期に治療介入することで心臓はもちろんのこと腎臓，肝臓といった他臓器の障害も軽減でき，予後改善を見込めることが過去の研究で示されています．よってCCU/ICU入室時から臓器保護を考えて迅速に対応することが必須であると思われます．

1) 病態の把握と治療介入時に用いる指標

　　急性心不全の病態は主に，肺うっ血（肺水腫），体液貯留，低心拍出状態の3つに分けることができます．それぞれの症例で主だった病態は何であるかを理解したうえで治療方針を決定し，迅速に治療を開始することが重要です．そして，治療開始後は症状や頸静脈怒張，浮腫の程度，末梢冷感の有無，聴診所見による過剰心音やcoarse cracklesの程度といった身体所見から，血圧，心拍数，呼吸数，経皮的動脈血酸素飽和度（SpO$_2$），尿量の推移，心エコー図検査での指標〔三尖弁逆流圧較差，肺動脈弁逆流拡張末期圧較差，下大静脈径，左室流出路時間速度積分値（LVOT-VTI），僧帽弁逆流の程度，E/e'，E/A比〕を時間単位で評価し，治療効果を判定します．

　　治療効果が十分に得られていない場合は，治療を修正・追加し，治療前後で必ずその都度，前述した指標の再評価を行います．

2) Swan-Ganzカテーテルを使うとき

　　病態把握，治療効果判定が症状，身体所見，心エコー図検査などでは十分に行えないと判断した際には，肺動脈カテーテル（Swan-Ganzカテーテル）による評価を行います．現状，Swan-Ganzカテーテルをよく使う主な症例は，急性心不全ショック症例，心不全の治療経過で低心拍出状態が遷延する難治性心不全症例などです．特に補助循環装置や大量の静脈強心薬を用いている症例では，補助循環装置の離脱や強心薬の漸減，増量のタイミングを判断する際の指標として利用します．また左心不全を除外する必要がある症例でもSwan-Ganzカテーテルはよい適応となります．

2 病態別の治療方針，治療効果判定

1) 肺うっ血（肺水腫）

❶ 酸素化の改善

　　CCU/ICUに入室した心不全患者の多くは，呼吸困難と臓器低灌流を改善する目的で鼻カニューレ，フェイスマスクを用いた酸素投与が行われています．それでも改善されない頻呼吸，努力呼吸，低酸素血症がある場合は，硝酸スプレーを行いながら非侵襲的陽圧換気（noninvasive positive pressure ventilation：NPPV）が実施されているでしょう．酸素化の目標はSpO$_2 \geqq 95$％であり，経過とともに肺うっ血の改善，呼吸数の正常化，酸素化の改善を認めれば早期にNPPV離脱をめざします．低心機能の場合，肺うっ血が改善し肺動脈楔入圧が下がっている状況での不必要な陽圧換気は心拍出量を低下させるため注意が必要です．また，NPPVによるCPAP（continuous positive airway pressure：持続的気道陽圧法）を10 cmH$_2$Oまで増加させ30分経過しても頻呼吸や低酸素血症，頻脈の改善を認めない場合や気道分泌物が多い場合，意識レベルが低下する場合は，気管挿管を検討する必要があるので上級医にコンサルトしましょう．

❷ 血管拡張薬の選択

　NPPVや気管挿管を施行すると自然と血圧が落ち着いてくる症例をよく経験しますが，それでも血圧高値（SBP＞140 mmHg）を認める場合は，血管拡張薬（硝酸薬，ニコランジル，カルペリチド，ペルジピン）を使用します．硝酸薬は，血管拡張作用のなかでも特に静脈拡張作用をもつ薬剤であるため，前負荷軽減に効果があります．ニコランジルは，硝酸薬様作用とKチャネル開口作用の両方をもつ薬剤であるため，細動脈レベルでの血管拡張作用を認めます．末梢血管抵抗を下げつつ，冠血流量を増加させることが可能です．また，虚血性心疾患による心不全に対しても有効です．

　カルペリチドは血管拡張作用だけでなく，ナトリウム利尿作用と臓器保護作用をもちます．RAAS（レニン・アンジオテンシン・アルドステロン系）抑制作用，交感神経抑制作用，抗酸化作用，心肥大抑制作用などをもった薬剤である点も重要です．

　血管拡張薬を使う場合は過度な血圧低下はさらなる腎障害を引き起こす危険性が高いため，時間単位で血圧測定を施行し血圧の推移に十分に注意します（図1）[1]．

2）全身性の体液貯留

　末梢浮腫を主体とする全身性の体液貯留の状態であり，**積極的に利尿を図って容量負荷を軽減させること**が重要です．ただし，過剰な利尿により腎機能障害の増悪を認める症例をよく経験するため，利尿の程度には十分に注意し，時間ごとあるいは日ごとの体内のin–outバランスを評価して，それに応じた適切な利尿を図ることを心がけます．またこの

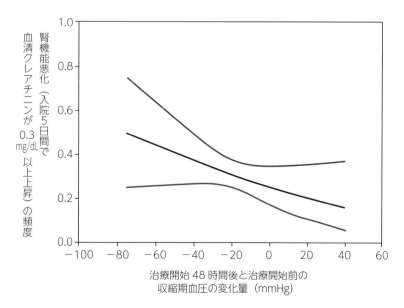

図1 ● 心不全治療前後の収縮期血圧変化量と腎機能悪化頻度の関係
文献1をもとに作成．
（──）：95％信頼区間の上限，（──）：中央値，（──）：95％信頼区間の下限．

病態の患者は，低酸素血症や貧血，低アルブミン血症を伴うことがあるため，これらの問題を改善して利尿を図りやすい環境を整えることも重要です．特に貧血を認める場合は輸血を考慮し，酸素化が不十分な場合は酸素化を改善し，そのうえで利尿が不十分ならば利尿薬による介入を開始しても治療時間経過としては遅くありません．

治療効果判定は先ほど示した通り，症状，身体所見や尿量，血圧などのバイタルサイン，日ごとの体重変化，心エコー図検査指標（三尖弁逆流圧較差，肺動脈弁逆流拡張末期圧較差，下大静脈径，LVOT-VTI，僧帽弁逆流の程度，E/e'，E/A比）を参考に評価し，至適in-outバランスを決定します．体液貯留を改善させることで予後改善が見込めるとの報告もあるため，至適in-outバランスを見極め，余分な体液貯留をできる限りなくす治療が重要と思われます（図2）[2]．

CCU/ICUでよく使われる利尿薬はフロセミドであり，静脈注射で投与することが多いです．少量投与でも劇的に症状が改善することをよく経験します．しかし，高用量では血清クレアチニン値を上昇させることが多いため，少量投与し反応が乏しい場合は，可能な

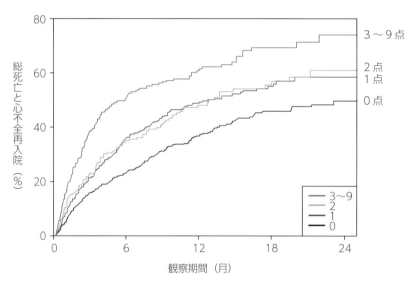

徴候/症状	0点	1点	2点	3点
呼吸困難	なし	まれ	頻回	持続
起坐呼吸	なし	まれ	頻回	持続
全身倦怠感	なし	まれ	頻回	持続
頸静脈怒張 (cmH$_2$O)	≦6	6〜9	10〜15	15≧
浮腫	なし／ごく軽度	軽度	中等度	著明

図2 退院時のうっ血スコアと総死亡，心不全再入院率との関係
文献2をもとに作成．

らばほかの利尿薬を併用することが腎保護的には重要と思われます. その際にはトルバプタンの内服がよく使われます. この薬剤は, バゾプレシンV2受容体拮抗作用により水利尿を促す利尿薬であり, 短期投与では, 交感神経系やRAASの賦活化, 血圧低下や腎機能の悪化をきたしにくいと報告されています[3].

3) 低心拍状態

この病態の患者群の予後はきわめて不良です. したがってこれらの患者群に対しては, 早期に強心薬の必要性を判断し, 薬物治療に抵抗性を示せば, 機械的補助循環, デバイス治療を考慮する必要があります.

❶ 強心薬の導入

まず強心薬の導入の際, 以下の項目を参考に必要性の有無を検討します.

① Nohria-Stevenson分類[4] にあるColdの所見 (小さい脈圧, 交互脈, 四肢冷感, 傾眠, 低ナトリウム血症, 腎機能悪化, ACE阻害薬不耐性) および尿量減少, 食欲不振や全身倦怠感を認める
② 心エコー図検査におけるLVOT-VTIが14以下
③ Swan-Ganzカテーテルで, 心係数が2.2 L/分/m^{2}以下

①の臨床症状と②, ③の低心拍出指標のいずれかがある患者に対しては, まず血圧低下作用が軽度であるドブタミンを1〜2 μg/kg/分の低用量より開始します. 低用量から開始する理由は病歴が長い重症心不全においてはドブタミンの投与量が1 μg/kg/分でも有効な症例が多く, またドブタミン漸減にかかる時間が用量に依存するためです. ただし, 強心薬を継続したまま外科的治療などを予定している場合には, 3〜4 μg/kg/分の高用量で開始します. 低用量から開始した症例でも4 μg/kg/分程度まで増量する場合もありますが, ドブタミンは高用量になると末梢血管抵抗が大きくなり, 心拍数の増加, 心筋酸素消費量の増大を招き, 心不全治療としての効果が減弱する可能性があるため増量しても4 μg/kg/分程度に留めます. 例外として, 感染症を合併している場合やショックの時は10 μg/kg/分までの使用を考慮します.

強心薬開始後は1〜2時間程度の間隔で症状や尿量, 脈圧, 心拍数などのバイタルサイン, 心エコー図検査での指標 (三尖弁逆流圧較差, 肺動脈弁逆流拡張末期圧較差, 下大静脈径, LVOT-VTI, 僧帽弁逆流の程度, E/e', E/A比) の変化を評価するとともに, 催不整脈作用による不整脈出現に注意します.

ドブタミン2 μg/kg/分程度では低心拍出状態からの改善が得られない症例はミルリノンの併用を考慮します. 腎機能正常症例では, 0.1 μg/kg/分程度から開始し, 0.05〜0.1 μg/kg/分ずつ増量しますが, 増量しても0.3 μg/kg/分程度に留めます.

❷ 機械的補助循環の導入

これらの十分量の強心薬使用にもかかわらず, ショックの遅延, 組織低灌流, 心筋虚血増悪, 心機能低下進行などを認める場合には機械的補助循環の導入を考慮します. 具体的

な機械的補助循環導入基準としては，①十分に強心薬を使用してSBP＜90 mmHgあるいは平均動脈圧＜65 mmHg，②末梢低灌流（乳酸値＞2 mmol/L）が改善されない症例があげられます[5]．したがって，十分に強心薬を使用していても，循環動態の改善が得られない循環不全を伴う重症心不全患者には，大動脈内バルーンパンピング（intra-aortic balloon pumping：IABP）の導入を考慮します．

　IABPによる圧補助を追加しても循環動態の改善が得られない場合は，流量補助としての経皮的心肺補助装置（percutaneous cardiopulmonary support：PCPS）の導入を検討します．さらにこれらの機械的補助でも循環動態の改善が得られない超重症心不全患者に対しては，補助人工心臓（left/right ventricular assist device：LVAD/RVAD）の適応を検討します．

❸ 心臓血管外科がない・VADの対応ができない場合

　自施設に心臓血管外科がない，VADの対応ができない場合は，先ほど示したように十分量の強心薬使用にもかかわらず，ショックの遅延，組織低灌流，心筋虚血増悪，心機能低下進行などを認めた時点，もしくは強心薬の減量を試みるも，これ以上の減量が困難と判断した時点で一度VAD対応可能な病院へコンサルトすることが好ましいと思われます．

3 CCU/ICU の入院後の経過予測と退出のタイミング

　いつCCU/ICUから退出できるか，未来を予想しながら心不全の病態に合わせて治療することも重要です．自分が担当している患者さんがすみやかに一般病棟へ移動できるか，それとも治療に難渋し長期間CCU/ICU滞在が必要とされるか，それとも緊急外科的治療を予想して心臓血管外科の先生に声をかけておくべきかは，CCU/ICU入室後24時間で，ある程度把握することができます．このときの判断材料として特に重要視している指標は脈圧，心拍数，呼吸数，尿量の推移といったバイタルサインの変化です．24時間経過表をみて，脈圧が小さくなっていないか，心拍数や呼吸数が増加していないか，尿量が減少していないかなどを判断し，これらの状態を認める場合は治療に難渋する可能性があるため，急いで一般病棟に移動せず，CCU/ICUで治療を継続するようにしましょう．

　また，強心薬を十分に投与した後も血行動態の改善を認めず，IABPやPCPS装着が予想される重症心不全症例，感染性心内膜炎に伴う心不全症例，経皮的冠動脈形成術が困難であり冠動脈バイパス術が予想される虚血性心不全症例，弁膜症に伴う急性増悪心不全症例などは緊急で外科的介入が必要な場合があるため心臓血管外科の先生にCCU/ICU入室後24時間以内に声をかけておくことが重要でしょう．

　一般的にCCU/ICU退出のタイミングは，上記バイタルサインの改善と同時に，NPPVや人工呼吸器，IABPやPCPSから離脱し，離脱後24時間経過をみても増悪を認めないとき，強心薬の漸減が可能と判断したとき，不整脈出現の増加を認めないとき（特に致死的不整脈）と考えられています．

【コラム】研修医時代の心不全診療体験談

研修医時代に一番悩んだ症例は，十分な強心薬投与下でも増悪する若年者の重症心不全症例でした．研修医時代を過ごした病院はVADを挿入できる施設ではなかったのでどのタイミングでVAD施設に相談すればいいかで大変悩みました．患者さんのことが心配でしかたなく，何日も病院で寝泊まりしました．懐かしいです．

文　献

1）Voors AA, et al：Early drop in systolic blood pressure and worsening renal function in acute heart failure：renal results of Pre-RELAX-AHF. Eur J Heart Fail, 13：961-967, 2011

2）Ambrosy AP, et al：Clinical course and predictive value of congestion during hospitalization in patients admitted for worsening signs and symptoms of heart failure with reduced ejection fraction：findings from the EVEREST trial. Eur Heart J, 34：835-843, 2013

3）Miyazaki T, et al：Tolvaptan, an orally active vasopressin V（2）-receptor antagonist-pharmacology and clinical trials. Cardiovasc Drug Rev, 25：1-13, 2007

4）Nohria A, et al：Clinical assessment identifies hemodynamic profiles that predict outcomes in patients admitted with heart failure. J Am Coll Cardiol, 41：1797-1804, 2003

5）日本循環器学会／日本心不全学会合同ガイドライン. 急性・慢性心不全診療ガイドライン（2017年改定版）http://www.j-circ.or.jp/guideline/pdf/JCS2017_tsutsui_h.pdf（2019年10月閲覧）

Profile

千村美里（Misato Chimura）

大阪大学大学院医学研究科 循環器内科学
重症心不全患者を対象に核医学検査，CT，MRIなどの非侵襲的画像診断を用いて日々診療，研究，教育を行っています．

【集中治療室：CCU/ICU】

治療開始後に考えること，やるべきこと

加来秀隆

①せん妄には，鎮静薬や経口薬で介入・予防を行う

②NPPVの適切な管理で酸素化の改善を図る

③入院後に発生した頻脈や徐脈には，抗不整脈薬の投与などで対応する

④合併する腎障害や尿量減少には，状況に応じた利尿薬の使用で対応する

はじめに

　　救急車やwalk-inで来院した心不全患者をみて，バイタルサインや身体所見と心エコーを行い，治療方針や初期治療を決定しました．この段階で初療にかかわった救急部のドクターやナース，上級医などとの連携によりスムーズに治療を開始したことで，患者の症状は徐々に改善していると思います．しかし，心不全診療はこれで終わりではなく，ここからが入院主治医・担当医の皆さんの治療のパートになります．本稿では，時間経過とともに起こるうまくいかないケースやそのトラブルシューティングについて，症例の時間経過とともに例をあげながら解説していきたいと思います．

1 心不全急性期の症例から考える治療介入ポイントと対応

症例

　80歳男性．2型糖尿病，高血圧，慢性腎臓病で近医加療中．10日前から下腿浮腫を自覚，2日前より咳嗽症状あり．入院当日は夜間就寝後に呼吸苦が増悪したため，救急搬送された．
内服薬：カンデサルタン，アムロジピン，トリクロルメチアジド，テネリグリプチン．

入院時身体所見：意識 JCS I-1，血圧 190/82 mmHg，心拍数 100回/分，SpO2 80％（室内気）→90％（酸素 5 L/分），呼吸数 30回/分，頸静脈怒張あり，心音でⅢ音聴取，両側肺野でcoarse cracklesを聴取，両下腿浮腫あり．

血液検査：Hb 11.9 g/dL，BUN 32 mg/dL，Cre 1.80 mg/dL，Na 138 mEq/L，K 3.7 mEq/L，BNP 668 pg/mL．

血液ガス（酸素5L/分）：pH 7.418，PaO2 59.7 Torr，PaCO2 28 Torr，Lac 5.0 mg/dL

経胸壁心エコー：LVDD/DS 51/31，EF 68％，IVS/PW 12/12，左室壁運動異常なし，LAD 57，LAVI 64.9 mL/m²，MR mild，TR mild．

胸部X線：CTR 62％，肺うっ血著明，両側肺門部の血管影増強，両側胸水あり．

　LVDD（left ventricular end-diastolic dimension：左室拡張末期径）．
　DS（end-systolic dimension：収縮末期径）．
　EF（ejection fraction：左室駆出率）．
　IVS（interventricular septum：心室中隔）．
　PW（posterior wall：心室後壁厚）．
　LAD（left atrial dimension：左房径）．
　LAVI（left atrial volume index：左房容積係数）．
　CTR（cardiothoracic ratio：心胸郭比）．

1）救急外来での初期対応

　クリニカルシナリオ（CS）1＋CS2の急性心不全と判断し，硝酸薬持続静注とフロセミド静注を投与開始しました．

　酸素投与下でも呼吸苦症状と頻呼吸が改善せず，非侵襲的陽圧換気（noninvasive positive pressure ventilation：NPPV）を開始しました．

　血圧 130/70 mmHg，心拍数 85回/分，SpO2 98％（FiO2 1.0）まで改善し，CCUへ入室しました．

2）CCU入室後

　NPPV使用開始2時間後から，患者がマスクをさかんに外そうとするようになりました．

ポイント1：入院急性期のせん妄
→対応1：鎮静薬の持続静注
　　　　【処方例】デクスメデトミジン（プレセデックス®静注液）200 μg/50 mLを
　　　　　　　　持続静注
　　　　　　　　2 mL/時で開始し，1 mL/時ずつ増量（2～8 mL/時程度で調整）

　鎮静を調整したうえで，NPPVの治療を継続し，入院2日目の時点でNPPVを離脱しました．

ポイント2：NPPV・人工呼吸器の管理と離脱
→対応2：酸素化や呼吸苦などの改善を認めたらNPPVを離脱する

入院3日目まで尿量は保たれ，呼吸苦が改善しました．ベッド上坐位から，立位になった際に心拍数が増加し，その後，頻脈性心房細動（心拍数140～160回/分）が出現して呼吸苦症状，血圧低下を認めました．

ポイント3：入院後に新たに発生した不整脈への対応

→対応3：抗不整脈薬の投与

【処方例】ランジオロール（オノアクト®50 mg/V）　2γで開始し，2分ごとに1γずつ増量し心拍数100～120回/分程度での管理をめざす

カリウムの補正：静注で補正が不十分な場合は中心静脈からの投与か経口摂取に変更

ランジオロール投与開始後，心房細動は入院4日目の夜間に自然停止しました．

胸部X線では胸水と血管陰影が残存していました．フロセミドの静注を継続していましたが，尿量は徐々に減少しました．

ポイント4：心不全に合併する腎障害，尿量減少

→対応4：状況に応じた利尿薬の使用

【処方例】フロセミド持続静注　10 mg静注後に2 mg/時で持続投与開始

トルバプタン（サムスカ®）3.75 mg　内服

利尿薬の投与方法を変更し，尿量が増加したことで，肺うっ血が改善し，酸素投与を中止することができたため，CCUを退室となりました．

上記のポイント1～4についての詳細を以降で解説していきます．

2 入院急性期のせん妄

1）せん妄

せん妄とは急性の脳機能障害で，見当識障害や集中力の低下，認知機能の低下，幻覚などのさまざまな症状が出現しますが，急性心不全の緊急入院の際にはしばしば経験されます．症状は可逆性ですが，不穏や興奮を伴い，治療行為への拒否（点滴や酸素投与の拒否，気管挿管チューブの抜去など）が出現し，治療の継続が難しい場合があります．せん妄が発症し，長期化するほど院内死亡率が3倍に上昇すると報告[1, 2]されており，すみやかに対応すべきです．

2）鎮静薬の投与（表1）

本症例ではNPPVを使用した状態で不穏になっており，経口の向精神薬の内服が難しい状況です．デクスメデトミジン（プレセデックス®）の持続静注を少量から開始したところ，十分な鎮静が得られ，治療の継続が可能になりました．

デクスメデトミジンは持続静注で使用されるそのほかの鎮静薬と比較すると，血圧や呼

表1 鎮静薬の比較（体重50 kgの場合）

	デクスメデトミジ (プレセデックス®静注液)	ミダゾラム (ミダゾラム®注)	プロポフォール (1％ディプリバン®)	ハロペリドール (セレネース®)
規格	200 μg/50 mL (4 μg/mL)	10 mg/2 mL (1 mg/mLに希釈して使用)	500 mg/50 mL (10 mg/mL)	5 mg/1 mL
使用の主目的	NPPV使用時の鎮静，せん妄時の鎮静	気管挿管時の鎮静	気管挿管時の鎮静	せん妄時の鎮静
初期投与量 (ボーラス投与)	1 μg/kg（12.5 mL）を10分かけて投与 ※初期投与する症例は少ない	0.02〜0.1 mg/kg (1〜5 mL) を静注	0.25〜1 mg/kg (1〜5 mL) を静注	軽度の興奮では 0.5〜2 mg 中等度以上では 5〜10 mg
作用開始時間	1〜3分	1〜5分	1分以内	10〜20分
作用持続時間 (ボーラス投与時)	6〜10分	1〜2時間	10〜15分	数時間
持続投与量	0.2〜0.7 μg/kg/時 (2〜8 mL/時)	0.04〜0.2 mg/kg/時 (2〜10 mL/時)	25〜75 μg/kg/分 (7.5〜22.5 mL/時)	×
副作用	低血圧，徐脈，交感神経反跳現象	呼吸抑制 長期投与時の覚醒遅延，離脱症候群	低血圧，脂質異常症，汚染による敗血症，横紋筋融解	錐体外路症状，悪性症候群，QT延長・TdP

TdP（torsades de pointes：トルサード・デ・ポワント）．

吸抑制への影響が少なく，NPPVにより適した鎮静薬です[3]．しかしながら，徐脈の副作用があるため，モニター監視下で開始し，鎮静状況や血行動態を確認しながら15分後に再評価を行って，適切な鎮静深度（RASスケールで0〜－2程度：呼びかけで開眼し，アイコンタクトでの意思疎通が可能）へと調整すべきです．

> **【処方例】** デクスメデトミジン（プレセデックス®静注液）200 μg/50 mLを
> 2 mL/時で開始し，1 mL/時ずつ増量（2〜8 mL/時程度で調整）

3) 経口薬でのせん妄への介入

内服が可能な場合は，せん妄の予防としてエビデンスがあり臨床でも使用しやすい，ラメルテオン（ロゼレム®）とスボレキサント（ベルソムラ®）の2剤が候補にあがります．眠前に使用するベンゾジアゼピン系鎮静薬はGABA（γアミノ酪酸：視床下部に働きかけ交感神経を抑制する作用がある）の活性を低下させるため交感神経の興奮が逆に高まり，せん妄発症のリスクとなります[4]．

ラメルテオンとスボレキサントは，予防内服によってICUでの新規せん妄発症を抑制したというRCTが示されています[5, 6]．この研究はいずれも小規模（70例程度）で心不全症例が全体の20％と少ないため，心不全症例への有効性が確立されたとまではいえません．しかしながら，65〜89歳のICU入院患者を対象に行われた試験であり，高齢患者に対する使用の安全性には一定のエビデンスがあると考えられますので，本症例のように高齢者の緊急入院ではせん妄予防として使用してよいと思われます．

この2つの研究では睡眠障害が改善されていない場合でもせん妄の発生を抑制しているので，必ずしも患者の不眠の訴えに対して鎮静薬を強化して対応せず，日中の活動性や意識状態を評価して薬剤調整します．せん妄のコントロールが不良な場合には，クエチアピン（セロクエル®）・リスペリドン（リスパダール®），抑肝散の追加も有効です．

> 【処方例】
> ① 経口摂取が可能な場合
> 　入院当日から，ラメルテオン（ロゼレム®）1回8 mg　1日1回（就寝前）もしくは，
> 　スボレキサント（ベルソムラ®）1回15 mg　1日1回（就寝直前）
> ② 効果不良の場合
> 　糖尿病なし：クエチアピン（セロクエル®）1回12.5 mg　1日1回（夕食後），
> 　　　　　　　最大100 mgまで増量可
> 　糖尿病あり：リスペリドン（リスパダール®）1回0.5 mg　1日1回（夕食後），
> 　　　　　　　最大2 mgまで増量可
> ③ ①②に，抑肝散1包（夕食後）内服を追加

> →対応1について
> **急性心不全の入院早期に発症したせん妄と判断**．NPPV使用を継続するため，デクスメデトミジン持続投与を開始し，入眠可能な深度での鎮静をかけた．
> 翌朝6時にデクスメデトミジン持続投与を中止したところ，過度な興奮はなくNPPVを継続することが可能となった．内服が可能となったため入院2日目からラメルテオンの内服を開始した．

4）医療チームとしてのせん妄への介入

院内でせん妄への多職種チームアプローチがある場合は，ICDSC（Intensive Care Delirium Screening Checklist）を用いて，せん妄の評価を行います．特に重症になった場合は，早期より精神科やペインコントロールを含めたチームでの介入を積極的に利用しましょう．またせん妄のリスクとなる薬剤（ベンゾジアゼピン系や抗コリン系薬剤など）に関しては，病棟薬剤師と情報共有することが重要です．

薬物でのせん妄への介入は，せん妄を直接治療することではなく，心不全治療を継続することが目的で行います．本来のせん妄の治療は，全身状態を改善すること，早期離床や早期リハビリテーションを行うことで，睡眠覚醒のリズムや活動性を維持することがとても重要になります[7]．

3 NPPV・人工呼吸器の管理と離脱

1）管理

本症例は肺うっ血と体液貯留傾向のいずれも認め，CS1とCS2の中間のような病態であ

り，急性心不全でよくみられる症例です．この場合，血管拡張薬とNPPVを使用することで，肺うっ血と酸素化の改善を図るとともに，過剰な体液を減らすために利尿薬を併用します．NPPVはPEEPにより平均気道内圧を上昇させ，肺の虚脱箇所への換気を改善して酸素化能を改善することと，左室後負荷を減少させるため，肺うっ血を伴う心不全に有効です[8]．

NPPVを使用している間は，血圧・心拍数・SpO_2の持続的なモニタリングに加えて，呼吸困難感や意識レベル，リークやマスクフィッティング，接触部の皮膚の状態，口腔の乾燥など，こまめにチェックします．設定変更の際には30分後に動脈血液ガス分析で酸素化の確認を行います．頻回の穿刺による血腫形成や動静脈瘻のリスクもあるため，Aラインを確保した方が望ましいです．

2) 離脱

酸素化や呼吸苦の改善を認めた後に，NPPVをウィーニングします．鎮静下で長期間NPPVを用いると，誤嚥性肺炎や排痰不良に伴う無気肺を起こすことがあるので，日中は鎮静を浅くし端坐位を積極的にとる，ウィーニングができた場合にはすみやかにNPPVから離脱することを心がけます[9]．

NPPVを使用開始してから1時間経過しても，以下にあげたような項目が改善できない場合は，NPPVが無効と判断して，NPPVで粘らず気管挿管を行う必要があります．また，NPPV使用中に肺炎を発症した場合も，排痰を進めるために気管挿管へと移行するべきです．ためらわずに上級医へ相談しましょう．

NPPVの効果がないと判定される項目
・酸素化の改善がない：PaO_2＜60 Torr
・換気能の低下：$PaCO_2$＞60 Torr
・自発呼吸の異常：35回/分以上もしくは5回/分以下，分時換気量・1回換気量の
　　　　　　　　　　低下
・意識レベルの低下
・呼吸困難感が改善しない

4 入院後に新たに発生した不整脈への対応

1) 頻脈

循環器疾患で遭遇する頻脈には，洞頻脈，心房細動，上室性頻拍，心室頻拍/心室細動などがあげられます．

❶ 洞頻脈

洞頻脈の場合，心機能や出血を含めたvolume，酸素化，感染や炎症，疼痛，甲状腺を含めた内分泌系の異常など，さまざまな原因が想定されます．低血圧や心不全症状の増悪，ショック症状などがない場合でも，頻拍が長時間続くと心不全の増悪に寄与するので，治

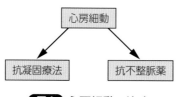

図1 心房細動の治療

表2 2つのスコアと点数

項目	内容	CHA2DS2-VASc score	CHA2DS2 score
Congestive heart failure	うっ血性心不全/左室機能不全	1点	1点
Hypertension	高血圧	1点	1点
Age ≧ 75 y.o.	75歳以上	2点	1点
Diabetes mellitus	糖尿病	1点	1点
Stroke/TIA	脳卒中/一過性脳虚血発作/血栓塞栓症	2点	2点
Vascular disease	血管疾患（心筋梗塞既往，末梢動脈疾患，大動脈プラーク）	1点	—
Age 65〜74 y.o.	65〜74歳	1点	—
Sex category	性別：女性	1点	—

療戦略の変更（強心薬の追加やmechanical supportの導入）や前述した因子の見落としがないかを改めて評価する必要があります．必要に応じて，血液検査，経胸壁心エコー，右心カテーテル検査での評価を行います．急性の出血の場合は，ヘモグロビン値の変化に反映されないこともあるため，造影CTや消化管精査を追加します．

❷ 心房細動（図1）

頻脈性心房細動は，動悸や気分不良などの症状がある場合と，自覚症状がない場合のいずれも認めます．心房細動下で48時間経過すると心内血栓のリスクがあるため，発症時期が明らかでない場合や24時間以上経過している場合は，まず抗凝固薬の投与（ヘパリン静注，ワルファリン，DOAC内服など）を行ったうえで，レートコントロールを開始します．

心房細動ではCHA2DS2-VASc score（表2）で抗凝固療法の適応を判定しますが，心不全患者では1点以上になるので，診断時から抗凝固療法の導入を検討します．安全性を考え，DOAC（direct oral anticoagulants：直接経口抗凝固薬）が選択されることが多いですが，それぞれの薬剤で減量基準を考慮し，適切な用量での投与を選択します（表3）．内服開始後に貧血の進行や便潜血・血尿がないかなども入院中に必ずフォローします．

抗不整脈薬は施設によって使い慣れた薬剤を選択する方がよいと思われます．

心不全に合併した頻脈性心房細動に対してはまずはレートコントロールを行い，コントロールが不良な場合や，頻脈による症状（動悸，気分不良，意識障害など）や血圧変動が大きい場合では，リズムコントロールや電気的除細動を行う，という方針で対応しています[10, 11]．

表3　ガイドラインに基づく心房細動での抗凝固療法の選択

ガイドライン	推奨される治療法		
	JCS 2013	ACC/AHA 2014	ESC 2016
リスク因子なし CHA$_2$DS$_2$-VASc = 0	抗血栓療法不要	抗血栓療法不要	抗血栓療法不要
CHA$_2$DS$_2$-VASc = 1		不要またはASAまたはOAC	DOACもしくはVKA
CHA$_2$DS$_2$-VASc ≧ 2		DOACもしくはVKA	DOACもしくはVKA
CHADS$_2$ = 1	DOAC		
CHADS$_2$ ≧ 2	DOACまたはVKA		
その他のリスク 心筋症, 65〜74歳 血管疾患	DOACまたはVKA		

ASA（アスピリン）, OAC（oral anticoagulants：経口抗凝固薬）, DOAC(direct oral anticoagulants：直接経口抗凝固薬）, VKA（vitamin K antagonist：ビタミンK拮抗薬）.

　レートコントロールの際に, β遮断薬を使用した場合は心拍数120回/分以下を目標とした緩やかなコントロールが目標です. HFpEF（heart failure with preserved ejection fraction）の場合は2γから, HFrEF（heart failure with reduced ejection fraction）の場合は1γから開始して慎重に増量します.

【処方例】
① ランジオロール（オノアクト®50 mg/V）3V＋生理食塩水50 mL〔50 kgで1 mL = 1γ（＝μg/kg/分）の希釈〕
　持続静注2γから開始して, 2分ごとに1γずつ増量, 最大10γまで（心機能が低下している症例, 血圧が低い症例では1γから開始して, 慎重に増量する）

①が無効な場合, ②もしくは③を用いる
② ジゴキシン（ジゴシン®0.25 mg/A）0.5〜1 Aを静注
③ アミオダロン（アミオダロン®150 mg/A）
　初期急速投与：アミオダロン125 mg（2.5 mL）＋5%ブドウ糖液100 mLを10分で投与
　負荷投与：アミオダロン750 mg（＝5A）＋5%ブドウ糖液500 mLを33 mL/時で6時間投与
　維持投与：アミオダロン750 mg（＝5A）＋5%ブドウ糖液500 mLを17 mLで42時間投与

　また低カリウム血症で心房細動や心室頻拍が誘発されるため, 血清カリウム値は4〜5 mEq/Lとやや高めの管理が必要になります. ループ利尿薬によりカリウム排泄が亢進するため, うっ血を伴う心不全入院の時点で血清カリウムが4 mEq/L以下の場合は, 不整脈発症前の時点から1日あたり40〜60 mEqのカリウムを補充しつつ, 追加量を調整して, 4 mEq/L以上を保つようにしてください.

カリウム製剤の静脈的投与は，投与速度と投与濃度のどちらも大事になります．末梢静脈では血管痛や組織障害のため，40 mEq/L以下のカリウム濃度（500 mLのボトルに20 mEqまで）へと希釈して投与することが必要です．静脈投与で補正が不十分な場合には中心静脈カテーテルからの投与か経口摂取へ変更します．中心静脈から投与を行う際は，必ず投与量が20 mEq/時を超えないように血清カリウム値をモニタリングしながら投与します．

❸ 心室頻拍/心室細動

　心室頻拍/心室細動の場合は，電解質異常，QT延長以外に，新規の虚血が関与しているかを再評価する必要があります．心房細動と同様に電解質および酸塩基平衡の調整は必須で，血中カリウムは4 mEq/L以上，マグネシウムは2 mEq/L以上に維持します（Class IIa）．治療抵抗性の多形性心室頻拍/心室細動に関しては，虚血の評価やIABP（intra-aortic balloon pumping：大動脈バルーンパンピング）などのmechanical supportが必要になるため，緊急心臓カテーテル検査を考慮しなくてはなりません．VPC（ventricular premature contraction：心室期外収縮）と非持続性心室頻拍に関しては，適切な電解質維持を行うことが第一です．虚血性心疾患の場合はリドカインも有効との報告があります．

2）徐脈

❶ 注意すべき原因

　徐脈（心拍数＜50回/分）では，徐脈性不整脈として洞不全症候群や房室ブロックがあります．急性冠症候群に併発する場合や，薬剤や電解質異常などの影響も考えられます．しばしば経験するのが，β遮断薬，Ca拮抗薬（ジルチアゼム，ベラパミル），抗不整脈薬（ジソピラミド，シベンゾリン，フレカイニド，ピルジカイニドなど），アセチルコリンエステラーゼ阻害薬〔ドネペジル（アリセプト®），リバスチグミン（イクセロン®パッチ）〕などの過量投与（中毒）によって起こる徐脈です．高齢者の急性の腎障害（脱水や食思不振が原因のこともある）によって，通常内服量でも血中濃度の上昇が起こるため，症候性の徐脈をみた場合には内服薬の確認は重要です．高カリウム血症（6 mEq/L以上で房室ブロック）や高マグネシウム血症，低カルシウム血症（房室ブロックなど）などの電解質異常での徐脈も重要になります．

❷ 対応と治療

　急性意識障害（失神，強い不穏や痙攣を伴うこともある）と低血圧およびそれに伴う急性心不全症状が増悪した場合に早急な対応が必要です．気道を確保し，酸素投与下で，心拍数と血圧をモニタリングしながら，可能ならば12誘導心電図をとります．

　まずはアトロピン0.5 mgをボーラス投与し，改善がなければ3〜5分ごとに反復投与を行います．反応がない場合は，ドパミン持続静注を開始しながら経皮ペーシングを準備します．経皮ペーシングを開始した時点で覚醒度が上がり，徐脈が改善された場合はそのまま薬物の投与を継続してよいですが，経皮ペーシングに依存している場合はすみやかに経静脈的ペーシングへ移行しましょう．経皮ペーシングは，意識がある状態での長時間使用

は患者の苦痛が強いことと，適切なペーシングを維持しにくいためです．移動のため，もしくは経静脈的アプローチを使用するまでのつなぎとしての使用に限定したほうがよいと思います．

5 心不全に合併する腎障害，尿量減少

1) 心不全での腎機能悪化と尿量減少の病態

　急性心不全の入院時に腎機能が増悪していることはしばしば経験されます．交感神経系が亢進し，腎動脈を含む全身の血管収縮作用を介して腎灌流を低下させ，傍糸球体装置からレニン分泌を促すことでRAAS系が亢進するためです[12]．また交感神経系の活性化により下垂体後葉から抗利尿ホルモン（バソプレシン，ADH）が分泌され，尿量減少をきたし，うっ血が増悪します．腎灌流圧の低下が原因と考えると，利尿薬での過剰な体液減少で腎機能が悪化することも理解できます．また腎臓が十分に機能するのに必要な灌流圧は心臓より20 mmHg高いため，心拍出量との乖離が出ることも考慮します（図2）[13]．

　その一方で，心拍出量が保たれたWet and Warmの心不全の腎機能増悪は，この腎灌流圧の低下ではなく，腎静脈圧〔＝中心静脈圧（central venous pressure：CVP）〕の上昇による腎うっ血が原因でeGFRが低下し，近位尿細管でのナトリウム再吸収が増加することでうっ血の増悪をきたします[14]．

　2つの病態を踏まえて，心不全で尿量減少と腎機能増悪をきたす場合を考えると以下の5つが想定されます．

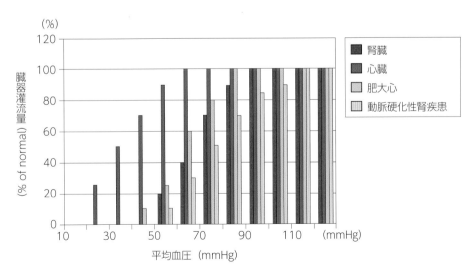

図2　心臓と腎臓における臓器灌流量と平均血圧の関係
文献13より引用．
心臓では平均血圧が60 mmHgまでは臓器血流が保たれるが，
腎臓では平均血圧が90 mmHgを下回ると臓器血流が低下する．
動脈硬化性腎疾患では血圧低下の影響が大きくなる．

1. CVP低下（脱水パターン）
2. 心拍出量が低下（低心拍出パターン）
3. CVPも高い（腎うっ血パターン）
4. 利尿薬の投与方法・種類が有効でない
5. 腎実質の障害（薬剤性腎障害，ショック腎なども含む）

　心拍出量とCVPを評価するためには，身体所見での血圧，頸静脈怒張，浮腫，末梢冷感（低心拍出のサイン），心エコーでのVTI・IVC径，尿生化学などを追加するとより判断しやすくなります．それでも難しい場合は右心カテーテル検査にて，正確な心拍出量とCVP，PCWP（pulmonary capillary wedge pressure：肺毛細血管楔入圧）を計測することを考えます．尿生化学ではループ利尿薬を使用している場合は尿中Naの排泄が亢進しているので，FEUN（fractional excretion of urea nitrogen：分画排泄率尿素窒素）を参考にします（表4）．

2）対応

　CVPが低く心拍出量が足りないと考えた場合（脱水パターン）は，腎灌流圧を改善させるため，利尿薬や血管拡張薬の減量・中止，必要量の輸液を行います．HFrEF症例で心拍出量が低下していると判断した症例や，脱水を補正しても心拍出量が改善しない場合（低心拍出パターン）は，ドブタミンの投与（1〜2γ）を併用します．利尿を目的として少量のドパミンを使用することに関しては予後改善効果や腎保護効果はないと示されており[15]，入院後に降圧して収縮期血圧が100 mmHgを下回り尿量が減少した場合に限定して，強心薬の持続静注を追加します．

　CVPが高く心拍出量は保たれていると判断した場合（腎うっ血パターン）には，利尿薬の投与量・投与方法の調整を行います．単純に投与量を増やすだけでなく，単回投与から1日2〜3回投与へ増やす，持続投与へ変更する（1日投与量は同量）などを検討します[16, 17]．持続投与は一時的な血圧低下が少なく，投与量の調整がしやすいため，尿量減少時にはよい選択肢です[18]．

表4 尿所見

	尿浸透圧 (mOsm/L)	尿中Na濃度 (mEq/L)	FENa (%)	FEUN (%)
腎前性	>500	<20	<1	<35
腎性	<400	>40	>4	>50
腎後性（早期）	>500	>20	<1	
腎後性（後期）	<400	<40	>1	

FENa（尿中Na排泄率）＝（UNa/PNa）／（UCr/PCr）× 100
FEUN =（UUN/PUN）／（UCr/PCr）× 100
尿浸透圧の概算＝2 ×（UNa）+ UUN/2.8 + UCr × 2/3

【処方例】フロセミド（ラシックス®）20 mg（＝ 1 A）で効果不良のとき
① フロセミド20 mg静注を1日2回に増量
または
② フロセミド持続静注：10 mg静注した後に2 mg/時（＝48 mg/日）を開始
　（1日総投与量に応じて増量）

　静注ループ利尿薬を増量もしくは持続静注に変更しても十分な尿量を得られない場合は，別の利尿薬との併用を検討します．トルバプタンは腎集合管のバソプレシンV2受容体を選択的に阻害して，アクアポリン2受容体の発現を抑え，水の再吸収を抑制し利尿薬として作用します．血圧低下や低カリウム血症・代謝性アルカローシスをきたしにくく，低ナトリウム血症の改善効果もあり，十分量のループ利尿薬を使用してもうっ血がとれない場合に使用されます[19, 20]．ただし高ナトリウム血症の副作用があり，投与開始後は少なくとも数日間は連日血液検査を行い，電解質のフォローが必要です．

【処方例】十分量のループ利尿薬でもうっ血がとれないとき
　トルバプタン（サムスカ®）1回7.5 mg　1日1回をループ利尿薬と併用する
　高齢者の場合は1回3.75 mg投与から開始し，尿量をみて増量することも検討

　最後に入院中の処置ごとのチェック項目と頻度の一例を表5にまとめましたので参考にしてください．

表5 入院中のチェック項目・頻度の一例

	初療時	NPPV	酸素投与中	持続静注使用時	静注薬使用時	退院直前
血圧・脈拍・SpO₂	○	○	○	○	○	○
血液ガス	○	○	NPPV離脱直後まで			
体重			立位が可能になったら毎日○			
尿量	尿カテ挿入中であれば4時間ごと		立位が可能になったら尿カテ抜去→利尿薬を静注で使用している間は24時間ごと			
血液検査	○	毎日	利尿薬を使用している間は適宜			退院前にBNP
尿生化学	○	○	利尿薬を使用している間は適宜			
胸部X線	○	毎日	うっ血が改善されるまで適宜			

文 献

1）Ely EW, et al：Delirium as a predictor of mortality in mechanically ventilated patients in the intensive care unit. JAMA, 291：1753-1762, 2004

2）Pisani MA, et al：Days of delirium are associated with 1-year mortality in an older intensive care unit population. Am J Respir Crit Care Med, 180：1092-1097, 2009

3）Senoglu N, et al：Sedation during noninvasive mechanical ventilation with dexmedetomidine or midazolam：A randomized, double-blind, prospective study. Curr Ther Res Clin Exp, 71：141-153, 2010

4）Inouye SK：Delirium in older persons. N Engl J Med, 354：1157-1165, 2006

5）Hatta K, et al：Preventive effects of ramelteon on delirium：a randomized placebo-controlled trial. JAMA Psychiatry, 71：397-403, 2014

6）Hatta K, et al：Preventive Effects of Suvorexant on Delirium：A Randomized Placebo-Controlled Trial. J Clin Psychiatry, 78：e970-e979, 2017

7）Thomsen GE, et al：Patients with respiratory failure increase ambulation after transfer to an intensive care unit where early activity is a priority. Crit Care Med, 36：1119-1124, 2008

8）Baratz DM, et al：Effect of nasal continuous positive airway pressure on cardiac output and oxygen delivery in patients with congestive heart failure. Chest, 102：1397-1401, 1992

9）Shirakabe A, et al：Predicting the success of noninvasive positive pressure ventilation in emergency room for patients with acute heart failure. J Cardiol, 57：107-114, 2011

10）Wyse DG, et al：A comparison of rate control and rhythm control in patients with atrial fibrillation. N Engl J Med, 347：1825-1833, 2002

11）Van Gelder IC, et al：Lenient versus strict rate control in patients with atrial fibrillation. N Engl J Med, 362：1363-1373, 2010

12）Schrier RW & Abraham WT：Hormones and hemodynamics in heart failure. N Engl J Med, 341：577-585, 1999

13）Bellomo R, et al：Vasoactive drugs and acute kidney injury. Crit Care Med, 36：S179-S186, 2008

14）Mullens W, et al：Importance of venous congestion for worsening of renal function in advanced decompensated heart failure. J Am Coll Cardiol, 53：589-596, 2009

15）Chen HH, et al：Low-dose dopamine or low-dose nesiritide in acute heart failure with renal dysfunction：the ROSE acute heart failure randomized trial. JAMA, 310：2533-2543, 2013

16）Felker GM, et al：Diuretic strategies in patients with acute decompensated heart failure. N Engl J Med, 364：797-805, 2011

17）Ellison DH & Felker GM：Diuretic Treatment in Heart Failure. N Engl J Med, 377：1964-1975, 2017

18）Salvador DR, et al：Continuous infusion versus bolus injection of loop diuretics in congestive heart failure. Cochrane Database Syst Rev：CD003178, 2004

19）Konstam MA, et al：Effects of oral tolvaptan in patients hospitalized for worsening heart failure：the EVEREST Outcome Trial. JAMA, 297：1319-1331, 2007

20）Matsue Y, et al：Tolvaptan reduces the risk of worsening renal function in patients with acute decompensated heart failure in high-risk population. J Cardiol, 61：169-174, 2013

Profile

加来秀隆（Hidetaka Kaku）

九州大学病院 循環器内科
補助循環を必要とする重症心不全や心筋症の診断・治療について日々勉強中です．急性心不全から終末期まで，病態や患者像は多種多様です．病態と治療方針をどうマッチさせるか，悩んだり実践していくことが心不全診療の醍醐味です．心不全に興味をもって一緒に勉強する人が増えることを熱望しています．

【集中治療室：CCU/ICU】

急性期のリハビリテーションと
栄養で考えること，やるべきこと

鈴木規雄

① 心不全の急性期では，血行動態の安定化が得られたら積極的な運動療法と経口摂取もしくは経腸栄養を検討する

② 急性心不全では全身状態や血行動態の問題もあり，運動療法や栄養管理が不十分となるため医原性サルコペニアに陥りやすい

③ 運動療法を行うにあたっては，併せて十分な栄養摂取や投与も必要である

④ 血清アルブミンをはじめとした血清学的指標を単独で栄養評価に用いることは適していない

はじめに

　心不全の治療を進めるうえで，心臓リハビリテーションは欠かせません．また，運動療法を行ううえで欠かせないものが栄養療法です．いずれも，急性期では積極的な介入を躊躇することが多く，治療では血行動態管理に注意するあまり，これらの介入が遅れる場合がしばしばあります．しかし，離床や栄養管理の遅れは患者の日常生活動作（activities of daily living：ADL）低下や免疫能低下，そのほかの内部障害疾患を招くなど，多くのリスクが生じます．

　心不全に限らず，ICU入室後に全身に加わる侵襲や活動制限，薬剤などが原因で発症する四肢筋力低下をICU-acquired weakness（ICU-AW）と呼び[1]，ICU退室後や退院後に生じる運動機能障害や精神・認知機能の障害を引き起こす原因となります（post-intensive care syndrome：PICS）[2]．重症患者の急性期治療で救命は可能であっても，長期的なアウトカムはPICSの影響で決してよいものではありませんでした．心臓リハビリテーションや栄養管理は，心不全急性期を脱した後の，ADLやQOLなどの患者アウトカムや生命予後

はもちろん，在院日数や医療費など経済アウトカムにも大きな影響を与えるため，非常に重要なポイントとなります．

1 心不全の急性期における心臓リハビリテーション

1) 目的と意義

心不全の急性期における心臓リハビリテーションの目的には，以下のようなものがあげられます[3]．

① 早期離床による過剰な安静の弊害（身体的・精神的デコンディショニング，褥瘡，肺塞栓症など）の防止
② 迅速かつ安全な退院と社会復帰プランの立案・共有と，実現
③ 運動耐容能の向上によるQOLの改善
④ 患者教育と疾病管理による心不全再発や再入院の防止

心不全では急性期から安定期にかけて，安静臥床による身体的・精神的デコンディショニングや廃用症候群が起こりやすく，さらに低栄養や炎症性サイトカインの影響による骨格筋萎縮を生じるリスクが高くなります．そのため，急性心不全で入院となった場合には，これらを予防する目的で早期から運動療法を中心とした心臓リハビリテーションを行うことが重要です．

2) 急性期の運動療法のリスクマネジメント

急性心不全または重症心不全で血行動態が不安定な場合や，安静時でも呼吸困難をきたす肺うっ血がある場合には積極的な運動療法は推奨されません．しかし，近年ではIABP（intra-aortic balloon pumping：大動脈内バルーンパンピング），CHDF（continuous hemodiafiltration：持続的血液ろ過透析）などの機械サポート中やカテコラミン投与中の重症心不全患者に対しても，**血行動態が安定していて安静時の症状がなければ，低強度の運動療法を安全に実施できる**ことが報告されています[4]．

安全な運動療法を行うためのリスク評価として，まずは心不全原疾患の把握と治療状況の確認を行います．例えば，原疾患が不整脈であれば心拍数やリズム，致死性不整脈の発生リスクなどの評価が必要です．また，虚血性心筋症であれば，左室収縮能や運動負荷による心筋虚血の発生リスクについて評価が必要になります．さらに原疾患の治療状況を確認し，心不全徴候の発症リスクならびに心不全症状に対する治療効果から，運動療法の開始や継続を判断します．原疾患のコントロールができていない場合や心不全徴候の発症リスクが高い場合，あるいは低心拍出やうっ血などの症状が改善していない場合，増悪傾向がある場合には，運動療法の実施を控えることを検討します．運動療法開始後も，これらの評価をくり返し行い，リスクマネジメントを行います．

3) 急性期の運動療法の進め方

　リスク評価を行い運動療法が可能と判断したら，段階的な介入を行っていきます（図1）．

　心不全急性期では，挿管管理中のような指示動作困難な場合においても介入を検討します．自発的な運動療法を行う前段階として，人工呼吸器関連肺炎（ventilator-associated pneumonia：VAP）を予防するための体位変換，他動的関節可動域訓練などベッドサイドにおけるリハビリテーションを行うことが可能です．

　指示動作が可能となれば，ベッド上またはベッドサイドでゴムチューブやボールを用いた低強度のレジスタンストレーニングの反復や，端坐位練習を段階的に進めて下肢をベッドから下ろす自力坐位の獲得をめざします．坐位時間の延長が可能となれば，立位や移乗動作の練習として端坐位で上下肢レジスタンストレーニングを行います．これらが問題なく遂行できたらベッドサイドで数メートル単位の歩行練習を行い，トイレまでの歩行獲得など離床を進めます．

　心不全の急性期で過度な運動負荷は禁忌ですが，低強度のレジスタンストレーニングでも回数を増やすことによって十分な効果が期待できます．オーバーワークにならないように，心電図やバイタルサインをチェックしたうえで適切な範囲の運動療法を行います．

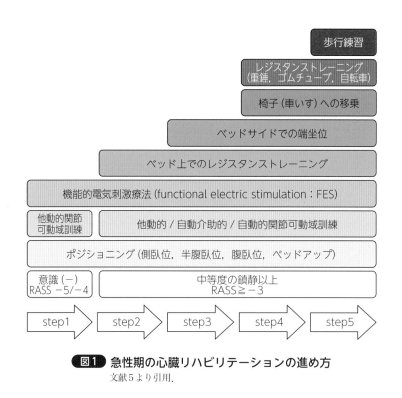

図1 急性期の心臓リハビリテーションの進め方
文献5より引用．

2 心不全の急性期における栄養管理

1) 急性期における栄養管理の重要性

　　急性心不全で入院となった患者のうち，約半数以上は入院時に低栄養であるか低栄養の
リスクがあります[6]．心不全の急性期における低栄養は，合併症の発生や生命予後の悪化，
入院日数の延長などさまざまなリスクをもたらします．このようなリスクは入院中にとど
まらず，退院後にも影響をおよぼします．そのため，心不全患者に対する入院早期からの
栄養管理は不可欠です．

　　また，心臓リハビリテーションで運動療法を進める際にも，栄養状態を無視することは
できません．低栄養や栄養摂取が不十分な状態で積極的な運動療法を行うことは，空腹の
状態でスポーツをすることと同じです．運動療法の効果を十分に得ることができないばか
りか，パフォーマンスの低下による怪我のリスクや，骨格筋の萎縮，筋力低下を招く恐れ
もあります．このことからも運動療法と栄養管理はセットで行われるべきです．

2) 急性期の心不全で低栄養が生じる原因

　　心不全における低栄養の原因を図2に示します．心不全というだけでも全身のエネルギー
需要は増大しており，加えて心不全に伴うさまざまな症状や問題により栄養素の供給が減
少しやすい状況となります．そのため，心不全では負のエネルギーバランスとなり，筋タ
ンパクの異化も亢進します．

　　特に心不全の急性期では血行動態や全身状態の影響で，経口摂取や経管栄養，経静脈栄
養などによる栄養の供給が難しくなる場合があります．このように不十分な栄養療法と不
適切な安静によって生じる骨格筋減少や筋力低下を**医原性サルコペニア**[7]と呼びます．そ
して，心不全はそのリスクが高い病態ともいえます．

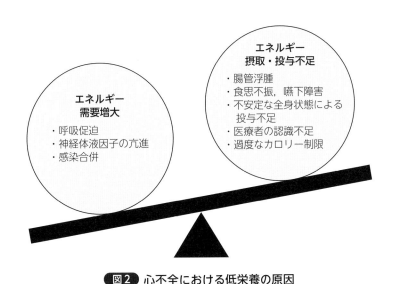

図2 心不全における低栄養の原因

3）栄養評価方法のポイント

栄養評価方法として，血清アルブミンやトランスサイレチン（プレアルブミン）などの血清タンパク指標を用いたスクリーニング方法があります．しかし，血清タンパクは栄養状態以外にも，急性心不全でしばしば認められる体液貯留や炎症などによる影響を受けやすいため，**単独での栄養評価には適していません**．血清学的指標は栄養評価に全く使用できないということではありませんが，予後指標と考えるほうが妥当でしょう．

血清学的指標を用いない栄養評価方法としては簡易栄養評価法（mini nutritional assessment：MNA®）およびMNA®-Short Formがあり，急性心不全においても有用性が示されています[6]．また，これまでに報告されている栄養評価方法は非常に多岐にわたりますが，2018年に低栄養の診断基準を国際的に統一する目的でGLIM基準[8]が発表され，心不全においてもその活用が期待されます．

なお，栄養評価や骨格筋量の評価として用いられる下腿周囲長は心不全では浮腫の影響を受けて過大評価する恐れがあります．下腿周囲長は浮腫によってそれぞれ平均して男性2.0 cm，女性1.6 cm増大する報告があり，この分を補正することで浮腫のある患者の骨格筋量を正しく評価できるようになることが明らかとなっています[9]．

4）栄養療法の実際

栄養管理は，問題がなければ消化管を使用して，意味のない絶食期間をつくらないことが鉄則です．心不全の急性期では，可能な限り早期より経口摂取を検討します．覚醒が十分でない場合や血行動態および全身状態が不安定で経口摂取が難しい場合などでは，経腸栄養もしくは経静脈栄養などによる介入を検討します．

「心不全患者における栄養評価・管理に関するステートメント」[10]では，「日本版重症患者の栄養療法ガイドライン」[11]を参考に，治療開始から遅くとも48時間以内に経腸栄養を開始することを推奨しています．栄養剤の逆流や血圧の変動リスクが高ければ，経腸栄養の投与速度を10 mL/時から開始し段階的に増量するなど，流量を調整します．血行動態が不安定な場合には全身状態や病態を確認し，経腸栄養を控えるべきか検討します（表1）．IABPやPCPS（percutaneous cardiopulmonary support：経皮的心肺補助装置）によるサポート下でも，**血行動態が安定していれば経腸栄養は開始可能**です．経腸栄養が困難と判断された場合には，経静脈栄養の開始や併用を検討します．経口摂取，経腸栄養および経静脈栄養の利点と欠点を表2にまとめます．

急性心不全における目標投与カロリーに関してエビデンスはありませんが，Harris-Ben-

表1　経腸栄養を控えるべき血行動態の不安定を示す目安

- 高用量のカテコラミン投与またはカテコラミン投与が漸増している段階
- 大量輸液あるいは大量輸血を必要とする状態
- 心原性ショックに伴い平均動脈圧60 mmHg 以下の場合（※）

※ただし，慢性的に平均動脈圧60 mmHg以下で経過する症例においては，この限りではない．

edictの式や25〜30 kcal/kg/日として計算する簡易式が広く用いられています．重症患者では合併症の減少やICU在室日数の短縮などの利点から目標投与カロリーよりも少ない投与量が推奨される場合がありますが[11]，根拠となった論文の多くは若年者や栄養状態がよい患者が対象です．心不全に多い高齢者や低栄養の患者の場合や十分な栄養投与が不可欠なリハビリテーションを行う場合などに適しているかは不明です．

　なお，心不全の急性期では，厳格な塩分制限と水分制限の組合わせに利点はないとする研究結果もあり[12]，塩分制限や水分制限の効果や至適量は不明です．少なくとも，過度な塩分制限や水分制限は不要です．

【コラム】研修医時代の心不全診療体験談

慢性心不全急性増悪で入院となった70歳代男性の症例を通じた経験を紹介します．

心不全の重症化に伴う重度の低栄養状態であり，医療者側では当然ながら低栄養に対して提供する食事量をいかに増やすかという議論が進みました．しかし，それまで心疾患の予防管理として塩分制限や糖質制限，ビタミンK制限などを大変厳格に遵守されていたご本人とご家族は戸惑いを隠せません．「心不全の食事は厳しく制限されなくてはいけないと認識し，本人が辛くならないように家族も一緒になって同じ食事をするようにしてきたにもかかわらず，突然食べる量を増やします，と言われても理解ができないし納得もできない」という言葉が返ってきました．

病態的には必要なことでも，医療者側と患者側の間で「当然」が指す言葉の認識は異なります．患者と家族が心不全に対してどのような気持ちで向き合ってきたか，個々の想いを尊重しながら，栄養介入を含めた心不全治療に携わることが大切です．

表2　経口摂取・経腸栄養法・静脈栄養法の利点と欠点

	利点	欠点
経口摂取	・消化管の構造が生理学的に維持できる ・胃腸の消化に必要なエネルギーが増えることで脳へ供給される血中酸素が増加する ・身体的側面と心理・社会的側面をもつ ・心理・社会的側面は，脳内の神経物質が活性化される ・食事を介したコミュニケーションが生まれる ・視覚，味覚，嗅覚，聴覚，触覚などの受容器を介して大脳に刺激を与える ・口腔内衛生の維持につながる	・嗜好があるため必要な栄養素がすべて供給できる可能性はない ・食思不振によって摂取量が左右される
経腸栄養	・消化管の構造が生理学的に維持できる ・医療者側の期待投与量が供給できる ・病態別に必要な栄養素が供給できる	・消化器症状の発現が懸念される ・チューブの自己（事故）抜去の可能性がある ・チューブに対する違和感がある
経静脈栄養	・食思不振にかかわらず必要な水分・電解質・栄養素が投与できる ・消化管が使用困難症例においても施行が可能である	・長期投与により消化管の構造が生理学的に維持できない場合がある ・高血糖・静脈炎，敗血症などの重篤な合併症が惹起する可能性がある

日本心不全学会「心不全患者における栄養評価・管理に関するステートメント」より転載．

■ おわりに

　心不全の急性期における心臓リハビリテーションおよび栄養管理では，リスクマネジメントが特に重要となります．適切なリスクマネジメントは，運動療法や栄養管理における合併症や有害事象を防ぐだけでなく，積極的な介入を安全に行うことを可能とするため，医原性サルコペニアの回避につながります．

■ 文　献

1 ）Kress JP & Hall JB：ICU-acquired weakness and recovery from critical illness. N Engl J Med, 370：1626-1635, 2014

2 ）Needham DM, et al：Improving long-term outcomes after discharge from intensive care unit：report from a stakeholders' conference. Crit Care Med, 40：502-509, 2012

3 ）日本循環器学会／日本心不全学会合同ガイドライン. 急性・慢性心不全診療ガイドライン（2017年改定版）http://www.j-circ.or.jp/guideline/pdf/JCS2017_tsutsui_h.pdf（2019年11月閲覧）

4 ）玉城雄也, 他：重症心不全患者に対する心臓集中治療室での早期心臓リハビリテーションプログラムの導入. 心臓リハビリテーション, 22：71-76, 2016

5 ）齊藤正和：急性期心臓リハビリテーション. 理学療法京都, 43：56-62, 2014

6 ）Suzuki N, et al：Assessment of transthyretin combined with mini nutritional assessment on admission provides useful prognostic information in patients with acute decompensated heart failure. Int Heart J, 56：226-233, 2015

7 ）Wakabayashi H：Rehabilitation nutrition in general and family medicine. J Gen Fam Med, 18：153-154, 2017

8 ）Cederholm T, et al：GLIM criteria for the diagnosis of malnutrition－A consensus report from the global clinical nutrition community. Clin Nutr, 38：1-9, 2019

9 ）Ishida Y, et al：Impact of edema on length of calf circumference in older adults. Geriatr Gerontol Int, 19：993-998, 2019

10）「心不全患者における栄養評価・管理に関するステートメント」（日本心不全学会ガイドライン委員会／編）, 2018 http://www.asas.or.jp/jhfs/pdf/statement20181012.pdf

11）日本集中治療医学会重症患者の栄養管理ガイドライン作成委員会：日本版重症患者の栄養療法ガイドライン. 日集中医誌, 23：185-281, 2016

12）Aliti GB, et al：Aggressive fluid and sodium restriction in acute decompensated heart failure：a randomized clinical trial. JAMA Intern Med, 173：1058-1064, 2013

Profile

鈴木規雄（Norio Suzuki）

聖マリアンナ医科大学横浜市西部病院 循環器内科
心不全のリハビリテーションや栄養管理では，多くの場合は理学療法士をはじめとするリハビリテーションスタッフや，管理栄養士，看護師などのメディカルスタッフが中心となって実施するようになりました．しかし，決して医師が不要ということではなく，病態把握をして適切なリスク評価を行うために医師の力は不可欠です．各スタッフが安心してリハビリや栄養管理ができるように「大丈夫だよ」と背中を押してあげられる存在でありたいと思います．

【一般病棟】

初回の心不全入院で考えること，やるべきこと

佐藤宏行

① 基礎心疾患（Base）の鑑別は DCM-like heart と HCM-like heart に分けて進め，可能な限り，虚血の有無を評価しよう

② 心不全の増悪因子（Trigger）について心臓以外の因子も含めた詳細な病歴聴取を心がけよう

③ 至適薬物治療（optimal medical therapy：OMT）を適切に導入しよう

④ 心不全の非薬物治療の適応について専門医とディスカッションしよう

⑤ 退院前に病状と予後の説明，セルフケアとアクションプランの指導，アドバンス・ケア・プランニング（advance care planning：ACP）を行おう

はじめに

　　救急外来で心不全（heart failure：HF）の初療を行い，CCU/ICU では適切な循環・呼吸管理によって血行動態も安定して，一般病棟へ転棟してきました．ここから退院前までにやらなければいけないことは何でしょうか．それは「心不全再入院の予防と患者教育」です．現在，国内の心不全再入院率は年間25％にも上り[1]，国際的には心不全再入院にかかる医療費が全疾患で最大といわれています．再入院させないための初回入院時における一般病棟でのマネジメントについて一緒に考えてみましょう．

症例

　未治療高血圧の指摘がある59歳男性．呼吸困難を主訴に救急搬送．心電図で頻脈性心房細動を認め，急性心不全の診断で入院加療．抗凝固療法を導入し，非侵襲的陽圧換気と血管拡張薬・利尿薬静注で血行動態も安定した．酸素投与中止後に歩行可能となり，第4病日に一般病棟へ転棟．心エコー図では左室駆出率28％と左室収縮能が低下し，中等症僧帽弁逆流を認めている．これから退院までにどのような検査，治療，介入が必要だろうか？

NPPV（noninvasive positive pressure ventilation：非侵襲的陽圧換気）．
EF（ejection fraction：左室駆出率）．

1 基礎心疾患（Base）を評価する

　心不全が代償されたとしても，そのまま退院させるわけにはいきません．急性発症に至った原因について掘り下げることが必要です．急性期は"MR.CHAMPH"[2]〔「急性心不全の原因疾患の鑑別に至るまでに考えること，やるべきこと」（pp.2606〜2613）参照）〕で初期評価を行いますが，ここでは慢性期における基礎心疾患（Base）の詳細な評価と鑑別について考えてみましょう．

　最初に心エコー図で左室収縮能であるEFを確認します．心不全はEFによって以下の3つに分類されます[2]．

　・HFpEF　（HF with preserved EF，EF ≧ 50 ％）
　・HFmrEF（HF with mid-range EF，40 ％ ≦ EF < 50 ％）
　・HFrEF　（HF with reduced EF，EF < 40 ％）

　本稿ではHFmrEFとHFrEFをあわせて"Low EF"と呼ぶことにします．

1）Low EF（DCM-like heart）の鑑別

　Low EFは，いわゆる拡張型心筋症様の心機能（dilated cardiomyopathy：DCM-like heart）を指します．心不全全体の約3〜5割を占め，高齢，**男性**に多く，最も多い原因疾患は**虚血**です．そのため，まずは「虚血の評価」を行い，**虚血性**なのか**非虚血性**なのか，を確認します．非虚血性の場合は**表1**を参考にさらなる鑑別を進めましょう．

　初回入院中にBaseを確認しないと外来での増悪や再入院時のマネジメントに難渋します．なかには**可逆的に心機能が回復する**原因疾患も存在するので，二次性心筋症も想定した病歴聴取・身体診察・追加検査を行い，特異的治療があれば介入すべきです．特発性拡張型心筋症は，これらをすべて除外したうえではじめて診断できます．

2）肥大心（HCM-like heart）の鑑別

　ではHFpEFはどうでしょうか．HFpEFは高齢，**女性**，高血圧，心房細動（atrial fibrillation：AF），冠動脈疾患に多いことが指摘されており，非常に異質性の高い集団です．そ

表1 Low EF（EF＜50％，DCM-like heart）の鑑別と検査

原因疾患	臨床的特徴（鑑別疾患）	検査	考慮すべき特異的治療
虚血	・高血圧，脂質異常症，糖尿病 ・喫煙　・家族歴 ・局所壁運動異常	・負荷心電図　・画像検査 ・冠動脈CT，冠動脈造影	・抗血小板薬，スタチン ・血行再建（PCI，CABG）
高血圧性心疾患	・未治療高血圧，喫煙 ・CKD，睡眠時無呼吸症候群	・尿検査：タンパク ・眼底検査（眼科コンサルト） ・終夜睡眠ポリソムノグラフィ	・降圧薬　・食事療法 ・運動療法 ・減量　・CPAP
不整脈誘発性心筋症	・心房細動，心房粗動，上室性頻拍 ・多発性心室性期外収縮	・心電図モニターによる観察 ・ホルター心電図	・抗不整脈薬　・抗凝固薬 ・除細動，アブレーション
アルコール性心筋症	・過剰な飲酒歴（90 g/日×10年以上）	・ビタミンB1 ・食道静脈瘤，肝硬変，脳症の評価	・断酒 ・アルコール離脱予防
サルコイドーシス	・伝導障害，心室性不整脈 ・皮膚，眼，呼吸器病変 ・左室形態異常（瘤，菲薄化，壁運動異常）	・sIL-2R，ACE，リゾチーム ・ホルター心電図 ・MRI（T2強調画像，LGE） ・PET，Gaシンチグラフィ ・眼科，皮膚科コンサルト	・ステロイド ・ICD（CRT-D）
心筋炎	・感冒様症状，発熱 ・炎症反応上昇，好酸球増多	・血液像　・心筋生検 ・HIV抗体 ・MRI（T2強調画像，LGE）	・ステロイド（好酸球性） ・抗ウイルス薬
たこつぼ症候群	・先行するストレス（身体的・精神的） ・冠動脈に一致しない局所壁運動異常 ・巨大陰性T波	・心電図モニターによる観察（QT延長） ・壁運動異常・流出路狭窄の評価（左室造影・MRI） ・冠動脈CT，冠動脈造影	・ストレスの回避 ・流出路狭窄軽減の治療
周産期心筋症	・妊娠後期～産後5カ月 ・妊娠高血圧，多胎，子宮収縮抑制薬	・産婦人科コンサルト	・ブロモクリプチン ・妊娠継続の要否の検討
ヘモクロマトーシス	・慢性血液疾患に対する頻回な輸血歴	・フェリチン高値：＞500 ng/mL ・肝障害の評価（腹部エコー，MRI）	・鉄キレート療法
膠原病	・SLE　・RA　・血管炎 ・MCTD ・強皮症 ・多発筋炎/皮膚筋炎	・血液抗核抗体，RF，ANCA，補体，血沈，CK ・尿検査：タンパク，潜血 ・眼科，皮膚科コンサルト	・ステロイド，免疫抑制薬 ・他臓器に対する治療
内分泌・代謝疾患	・クッシング症候群 ・甲状腺機能異常 ・褐色細胞腫　・先端巨大症 ・脚気心	・血液：TSH，ACTH，GH，IGF-1，ビタミンB1 ・尿：メタネフリン，コルチゾール ・画像：頭部CT・MRI，腹部CT，核医学	・腫瘍摘出術 ・原疾患に対する治療
悪性疾患	・化学療法：アドリアマイシン，トラスツマブ ・胸部放射線治療：食道，乳癌	・定期的なトロポニン測定 ・ホルター心電図	・化学療法薬の変更，中止
遺伝性疾患	・筋ジストロフィー ・左室緻密化障害 ・拡張相肥大型心筋（d-HCM）	・CK，神経伝導検査，筋生検 ・遺伝子検査　・ホルター心電図	・ICD ・遺伝カウンセリング

PCI（percutaneous coronary intervention：経皮的冠動脈インターベンション），CABG（coronary artery bypass grafting：冠動脈バイパス術），CKD（chronic kidney disease：慢性腎臓病），CPAP（continuous positive airway pressure：経鼻的持続陽圧呼吸療法），LGE（late gadolinium enhancement：遅延ガドリニウム造影），ICD（implantable cardioverter defibrillator：植込み型除細動器），CRT-D（cardiac resynchronization therapy defibrillator：両室ペーシング機能付き植込み型除細動器），SLE（systemic lupus erythematosus：全身性エリテマトーデス），RA（rheumatoid arthritis：リウマチ様関節炎），MCTD（mixed connective tissue disease：混合性結合組織病），RF（rheumatoid factor：リウマチ因子），ANCA（antineutrophil cytoplasmic antibody：抗好中球細胞質抗体），TSH（thyroid stimulating hormone：甲状腺刺激ホルモン），ACTH（adrenocorticotropic hormone：副腎皮質刺激ホルモン），GH（growth hormone：成長ホルモン），IGF-1（insulin-like growth factor-1：インスリン様成長因子-1），d-HCM（dilated phase of hypertrophic cardiomyopathy：拡張相肥大型心筋症），CK（creatine kinase：クレアチンキナーゼ）

のなかで注目すべき心エコー図所見として，**肥大心**（肥大型心筋症様の心機能，hypertrophic cardiomyopathy：HCM-like heart）があるので，その鑑別を行いましょう（**表2**）．**左室壁 ≧ 13 mm** であれば肥大心として鑑別します[3]．

表2 肥大心（左室壁 ≧ 13 mm，HCM-like heart）の鑑別と検査

原因疾患	臨床的特徴（鑑別疾患）	検査	考慮すべき特異的治療
高血圧性心疾患	・未治療高血圧，喫煙 ・CKD，睡眠時無呼吸症候群	・尿検査 ・眼底検査（眼科コンサルト） ・終夜睡眠ポリソムノグラフィ	・降圧薬 ・食事療法・運動療法 ・減量　・CPAP
大動脈弁狭窄症	・高齢　・先天性二尖弁 ・駆出性収縮期心雑音	・経食道心エコー	・大動脈弁置換，TAVI
肥大型心筋症	・心電図の左室肥大所見（ST低下，陰性T波） ・肥大型心筋症 ・突然死の家族歴 ・ASH（中隔／後壁厚比 ≧ 1.3）	・肥大部位，流出路狭窄，僧帽弁逆流の評価 ・MRI（シネ，LGE） ・ホルター心電図 ・遺伝子検査	・流出路狭窄軽減の治療 ・ICD ・激しいスポーツの回避 ・遺伝カウンセリング
スポーツ心臓	・激しいスポーツ　・徐脈 ・対称性肥大，軽度拡張障害のみ		・定期フォローアップ
アミロイドーシス	・治療抵抗性の心不全（胸水・腹水，タンパク尿），下腿浮腫 〈AL〉 ・多発性骨髄腫などの血液疾患 〈mATTR〉 ・末梢神経障害，腎障害の家族歴 〈wtATTR〉 ・高齢 ・手根管症候群，脊柱管狭窄症の既往	・遊離軽鎖（κ/λ比） ・免疫電気泳動（M蛋白） ・尿検査：Bence Johns蛋白 ・末梢神経障害の評価 ・血液内科，神経内科コンサルト ・ピロリン酸or 骨シンチグラフィ（保険適応外） ・MRI（LGE，非造影T1マッピング） ・組織生検：心筋，腸管，皮膚，腎 ・遺伝子検査（ATTR）	〈AL〉 ・化学療法，幹細胞移植 〈mATTR〉 ・肝移植 ・タファミジス ・遺伝カウンセリング 〈wtATTR〉 ・タファミジス
Fabry病	・X連鎖性遺伝の家族歴 ・古典型：四肢末端痛，被角血管腫，低汗症 ・治療抵抗性の心不全，伝導障害 ・腎障害，タンパク尿，透析の家族歴 ・そのほか：脳梗塞，慢性下痢，難聴	・血漿αガラクトシダーゼ活性低値（< 10%） ・補助診断：血漿・尿中GL-3，血漿Lyso-Gb3 ・尿検査　・眼科コンサルト ・組織生検：心筋，腎 ・遺伝子検査	・酵素補充療法 ・シャペロン療法 ・遺伝カウンセリング
ミトコンドリア心筋症	・家族歴（遺伝形式は母系遺伝など多様） ・難聴　・糖尿病 ・腎障害　・低身長 ・知能障害，脳卒中様症状 ・治療抵抗性の心不全，伝導障害 ・WPW症候群合併	・乳酸／ピルビン酸比高値（> 20） ・組織生検：心筋（呼吸鎖酵素活性），骨格筋 ・経口75 g糖負荷試験 ・頭部MRI　・末梢神経伝導検査 ・眼科コンサルト　・聴力検査 ・遺伝子検査（三大病型）	・遺伝カウンセリング

TAVI（transcatheter aortic valve implantation：経カテーテル大動脈弁留置術），ASH（asymmetric septal hypertrophy：非対称性中隔肥大），WPW（Wolff-Parkinson-White）症候群，AL（amyloid light chain：免疫グロブリン軽鎖アミロイド），mATTR（mutation amyloid transthyretin：変異型トランスサイレチンアミロイド），wtATTR（wild type amyloid transthyretin：野生型トランスサイレチンアミロイド）

3）HFpEFに潜む基礎心疾患

HFpEFでは冠動脈疾患とAFの併存が多く，いずれも介入可能なため積極的に検索します．HFpEFの約1/4に虚血が存在しており，拡張障害の温床となるため，「EF正常＋局所壁運動異常なし＝虚血なし」と早合点するのは禁忌です．EFを問わず，可能な限り，虚血の有無を評価します．収縮性心膜炎，シャント性心疾患，肺動脈性肺高血圧症はHFpEFの基礎疾患としては稀ですが，介入可能な疾患なので見逃さないようにしたいですね．

2 心不全の増悪因子（Trigger）を評価する

基礎心疾患に加えて，心不全の増悪因子となるTriggerの評価（表3）も重要です．"FAILURE"（まさに心不全！）とゴロで覚えましょう．ご覧のとおり心臓以外の因子が多く，注意が必要なため詳細に病歴を聴取します．病歴聴取は研修医の腕の見せ所なので，手に入れた情報を指導医にしっかりプレゼンテーションしましょう．

表3 増悪因子（Trigger）の評価

	増悪因子		対策
F	Forgot medication	・内服薬の飲み忘れ ・通院の自己中断	・服薬管理指導 ・ポリファーマシーの解消 ・残薬の確認 ・うつ，認知症の評価，治療
A	Arrhythmia Afterload Anemia	・不整脈（特に頻脈性AF，徐脈） ・血圧上昇 ・貧血	・不整脈の治療 ・降圧管理の強化 ・家庭血圧測定 ・消化管内視鏡 ・婦人科診察（女性） ・輸血，鉄欠乏・腎性貧血の治療
I	Ischemia Infection	・虚血 ・感染症	・血行再建 ・感染症の治療 ・ワクチン接種
L	Lifestyle	・生活習慣・嗜好	・塩分・水分・安静度制限 ・節酒 ・禁煙 ・体重管理
U	Upregulation	・内分泌・代謝異常 ・妊娠	・原疾患に対する治療 ・避妊
R	Regurgitation	・弁膜症	・原疾患に対する治療
E	Embolism	・肺塞栓症	・抗凝固療法 ・原因検索 ・早期離床

③ 心不全の至適薬物治療を導入する

　初回入院中に退院までで最も重要かつ優先すべき治療は，長期予後を意識した**至適薬物治療（optimal medical therapy：OMT）**を導入することです．心不全ステージ分類別（図1）に薬物治療の適応が決められており，特にステージB以降のHFrEFに対する，アンギオテンシン変換酵素（angiotensin converting enzyme：ACE）阻害薬とβ遮断薬の導入は必須です．禁忌を除いて，HFrEFでこれらが導入されていない場合は"悪"といえます．具体的にどのタイミングで何をどれくらいの量から開始し，どのようにモニタリングするのか，ポイントを押さえましょう．

1）ACE阻害薬

　高血圧など**ステージA**からの導入が推奨されており，すでに心不全入院をしているステージC以降では必須です．**腎機能**〔estimated glomerular filtration rate（eGFR：推定糸球体濾過値）＞30 mL/分/1.73m²〕，**血清K値**（＜5.5 mEq/L），**血圧**（収縮期血圧＞90 mmHg）を確認しながら投与します．導入後の一過性の腎障害（ΔCr≦20％）であれば

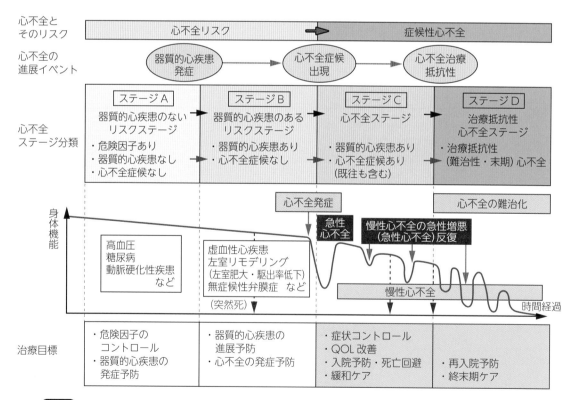

図1 心不全とそのリスクの進展ステージ
「脳卒中、心臓病その他の循環器病に係る診療提供体制の在り方について」（厚生労働省）（http://www.mhlw.go.jp/file/05-Shingikai-10901000-Kenkoukyoku-Soumuka/0000173149.pdf）をもとに作成.

許容しますが，急激な悪化の場合は中止します．アンジオテンシン受容体拮抗薬（angiotensin receptor blocker：ARB）はACE阻害薬の忍容性がない場合（空咳，血管性浮腫など）に導入が推奨されますが，エビデンスはACE阻害薬の方が豊富です．

【処方例】
1）ACE阻害薬
　① エナラプリル（レニベース®）
　　 1回2.5 mg　1日1回から開始，維持量 1回5〜10 mg　1日1回
　② リシノプリル（ロンゲス®）
　　 1回5 mg　1日1回から開始，維持量 1回5〜10 mg　1日1回
2）ARB
　・ カンデサルタン（ブロプレス®）
　　 1回2 mg　1日1回から開始，維持量 1回4〜8 mg　1日1回

2）β遮断薬

　無症候性の左室収縮能低下（**ステージB**）でも推奨されており，心不全入院をしているHFrEFでは絶対適応です．用量依存性の**左室逆リモデリング**（＝EFが改善する）効果があるため，最大限増量します．これによりDCM-like heartの約40％でEFの改善が得られます．心不全が**代償**された（＝うっ血や低灌流の所見がない）ことを十分に確認してから導入しましょう．徐脈や低血圧がないことを確認しながら**数日〜2週間ごと**に漸増します．安静時の至適心拍数は洞調律：75回/分未満，AF：110回/分未満を目標にします．国内で処方可能な予後改善効果のあるβ遮断薬は**カルベジロールとビソプロロールの2種類のみ**で，喘息・慢性閉塞性肺疾患がある場合はβ1選択性の高いビソプロロールを選択します．

【処方例】
β遮断薬
　① カルベジロール（アーチスト®）
　　 1回1.25〜2.5 mg　1日2回から開始，維持量 1回2.5〜10 mg　1日2回
　　 (投与回数に注意)
　② ビソプロロール（メインテート®）
　　 1回0.3125 mg〜0.625 mg　1日1回から開始，維持量 1回1.25〜5 mg
　　 1日1回
　＊換算の目安：ビソプロロール (mg)×4＝カルベジロール (mg)

🔵 **ここがポイント**

ACE阻害薬，β遮断薬の至適導入・増量タイミングの合い言葉は，
「wetならACE阻害薬，dryならβ遮断薬」
〔大西勝也先生（大西内科ハートクリニック）より〕

3) ミネラルコルチコイド拮抗薬

ACE阻害薬とβ遮断薬がすでに導入されたEF＜35％の症例に対して第3の治療薬である MRA（mineralocorticoid receptor antagonist：ミネラルコルチコイド拮抗薬）の全例導入が推奨されます．エプレレノンは心筋梗塞後のEF≦40％でも予後改善効果が証明されています．ただし，ACE阻害薬との併用で**高カリウム血症**になりやすいので注意が必要です．スピロノラクトンでは男性の10％で**女性化乳房**や乳房痛をきたすので事前に説明しておきます．

【処方例】
MRA
① スピロノラクトン（アルダクトン®A）
　　1回12.5〜25 mg　1日1回から開始，維持量 1回25〜50 mg　1日1回
② エプレレノン（セララ®）
　　1回25 mg　1日1回から開始，維持量 1回50 mg　1日1回

4）新規心不全治療薬

最近では糖尿病治療薬のSGLT2（sodium glucose cotransporter 2）阻害薬による予後改善効果が注目されており，非糖尿病患者の心不全においても最近ついに大規模臨床試験で効果が証明され[4]，第4の治療薬として今後の適応拡大が待たれます．また，海外ではARNI（angiotensin receptor neprilysin inhibitor）や**イバブラジン（コララン®）**といった新薬も同様の予後改善効果を有しており，イバブラジン（コララン®）は2019年9月に国内で薬事承認されました．

【処方例】
1）SGLT2阻害薬　（※現在は糖尿病患者のみ保険適応）
① ダパグリフロジン（フォシーガ®）1回5〜10 mg　1日1回
② エンパグリフロジン（ジャディアンス®）1回10〜25 mg　1日1回（朝食前または朝食後）
③ カナグリフロジン（カナグル®）1回100 mg　1日1回（朝食前または朝食後）

2）イバブラジン
・イバブラジン（コララン®）　1回2.5〜7.5 mg　1日2回
＊洞調律かつ最大量のβ遮断薬下でも安静時心拍数75回/分以上で対応
＊目標とする安静時心拍数：安静時50〜60回/分

5）利尿薬

"心不全といえば利尿薬"というイメージがあるかもしれませんが，慢性期の利尿薬投与が心不全患者の予後を改善したというエビデンスは皆無で，むしろ用量依存性に死亡率が上昇します．

　ステージC以降でうっ血症状に対する症状緩和を目的とする際に必要な薬剤という位置付けです．第1選択は**ループ利尿薬**で，腎障害や低カリウム血症に留意しながら至適維持量を決めていきます．腎障害が強いときは増量しないと利尿効果が発揮されません．フロセミド換算量でCr (mg/dL) × 2 (mg) がおおよその目安です．ループ利尿薬抵抗性であれば，トルバプタンやサイアザイド系の併用を検討します．

【処方例】
1）ループ利尿薬
　①　フロセミド（ラシックス®）　1回10～80 mg　1日1回
　②　トラセミド（ルプラック®）　1回2～8 mg　1日1回
　③　アゾセミド（ダイアート®）　1回15～60 mg　1日1回
　＊換算の目安：フロセミド20 mg＝トラセミド4 mg＝アゾセミド30 mg
2）そのほかの利尿薬
　①　トルバプタン（サムスカ®）　1回3.75～15 mg　1日1回
　②　トリクロルメチアジド（フルイトラン®）　1回0.5～2 mg　1日1回

　残念ながらHFpEFの予後を改善させる治療法は現在なく，ガイドラインでもうっ血症状に対する利尿薬と併存疾患の至適管理にしか触れられていません．しかし，ACE阻害薬・β遮断薬・MRAは心不全発症に関与するレニン–アンギオテンシン系や交感神経活性を抑制するため，HFpEFへの降圧管理では優先的に活用します．逆に**カルシウム拮抗薬**は陰性変力作用があるため，心不全患者にはできるだけ控えるべき薬です．

> **ここがピットフォール：心不全患者に控えるべき薬剤**
>
> 　よく処方される以下の薬剤は心不全を悪化させるリスクが高いので，入院中に可能な限り中止を検討しましょう．
> ・Ⅰ群抗不整脈薬：ピルジカイニド（サンリズム®），フレカイニド（タンボコール®）など
> 　→発作性AFに頻用されますが，陰性変力作用や催不整脈作用があり，虚血性心疾患や心不全患者の予後を悪化させます
> ・非ジヒドロピリジン系カルシウム拮抗薬：ベラパミル（ワソラン®），ジルチアゼム（ヘルベッサー®）
> 　→AFのレートコントロールをする際の頻用薬ですが陰性変力作用があります
> ・非ステロイド性抗炎症薬（non-steroidal anti-inflammatory drugs：NSAIDs）
> 　→整形外科通院中の高齢患者は要注意！ 腎障害，体液貯留を促すのみならず，アスピリンと拮抗し，ワルファリンの効果も増強します

4　心不全の非薬物治療の適応を考える

　薬物治療のみならず，予後改善効果が確立された非薬物治療の適応（図2）について入院中に専門医とディスカッションしましょう．
　冠動脈疾患や重症弁膜症が判明した場合は，カテーテルインターベンションや外科手術

A) 冠動脈疾患

PCI（経皮的冠動脈
インターベンション）

CABG（冠動脈バイパス）

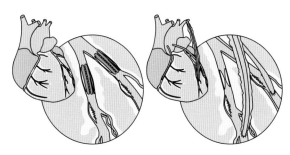

C) 致死性不整脈ハイリスク
（EF≦35％，NYHA 心機能分類≧Ⅱ）

ICD
（植込み型除細動器）

CRT
（心臓再同期療法）

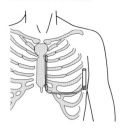
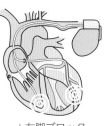

＋左脚ブロック，
QRS 幅≧120 ms

B) 重症弁膜症

TAVI
（経カテーテル的
大動脈弁留置術）

MitraClip®
（経カテーテル的僧帽弁
接合不全修復術）

外科的弁形成・置換

D) 心房細動

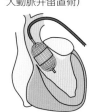

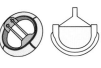
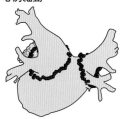

カテーテルアブレーション
（肺静脈隔離術）

E) 全ての心不全患者

適切な運動処方に
基づいた運動療法

多職種による包括
的心臓リハビリテー
ション

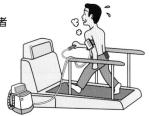

F) 睡眠時無呼吸症候群

CPAP
（持続的陽圧呼吸）

ASV
（適応補助換気）

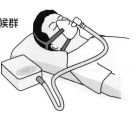

図2 心不全の非薬物治療の適応
ASV（adaptive support ventilation：適応補助換気）．

を考慮し，インターベンション医，エコー医，心臓外科医と適応を検討します．また，致死性不整脈の高リスクであるEF≦35％，NYHA（New York heart association：ニューヨーク心臓協会）心機能分類Ⅱ度以上に対して，一定の条件を満たせば，**植込み型除細動器**（implantable cardio defibrillator：ICD）や**心臓再同期療法**（cardiac resynchronization therapy：CRT）を考慮します．最近ではAFを合併したHFrEFに対する**カテーテルアブレーション**の予後改善効果が証明され[5]，不整脈医と議論する機会も増えています．

　侵襲的治療以外では，心不全患者への**運動療法**も予後改善効果があります〔「急性期のリハビリテーションと栄養で考えること，やるべきこと」（pp.2656～2662）参照〕．モニタリングが可能な入院中から**運動処方**を行いましょう．また，看護師・薬剤師・管理栄養士など**多職種による包括的心臓リハビリテーション**の導入と継続したモニタリングによって予後改善効果が報告されています．院内のみならず地域を含めた心不全チーム診療体制の

構築の需要が高まっています．心不全に合併する睡眠時無呼吸症候群で中等度以上〔AHI（apnea hypopnea index：無呼吸低呼吸指数）≧ 15 ～ 20〕では，CPAPやASVなどの陽圧呼吸療法も検討されます．

5 効率的な病状説明と患者指導を考える

OMTも安全に導入でき，非薬物治療の適応を検討して，いよいよ退院できる段階まで来ました．退院前に確認すべきポイントは，患者が**病状**と**予後**を正しく認識し，再入院を予防するための**セルフケア**と**アクションプラン**を理解することです．具体的には以下について患者・家族に説明していきます．

① 心不全の基礎心疾患 (Base) と増悪因子 (Trigger)
② 現在の治療内容と今後検討され得る侵襲的治療
③ 心不全の予後：増悪・寛解をくり返す "病みの軌跡"
④ 再入院を予防するために必要なセルフケアとアクションプラン
⑤ ACP（advance care planning：アドバンス・ケア・プランニング）

①・②では前述した内容を患者にわかりやすく説明します．③では「**病みの軌跡**」と「**心不全ステージ分類**」を示した**図1**を使いながら説明するとよいでしょう．私自身は「がんは2人に1人の時代といわれますが，心不全も**5人に1人**と決して珍しくない慢性疾患です．○○さんは今回はじめて心不全入院を経験したので，すでに**ステージC**にいます．現在，国内での**年間再入院率**が25％といわれているので，再入院しないように一緒に頑張りましょう」と動機付けを行っています．

④では，セルフケア（自己管理）を入院中に確立させることが必要です．病状が安定したら「**心不全手帳**」を配布し，血圧・体重などの記録，水分・塩分制限，服薬管理，運動療法について徹底するように多職種で指導します．また，息切れ，易疲労感，下腿浮腫，体重増加などの自己観察の習慣を定着させます．症状増悪を認めた場合の重症度に応じたアクションプランについても指導します．例えば，体重増加が1 ～ 2 kg/週で利尿薬頓用，3 kg以上/週で病院へ連絡，発作性夜間呼吸困難で救急受診する，といった内容です．

最後に，⑤ACP（アドバンス・ケア・プランニング，人生会議）について触れます〔「心不全入院をくり返している場合に考えること，やるべきこと」(pp.2676 ～ 2682) 参照〕．初回入院とはいえ，退院前に一度は話し合う場があって損はないと考えます．退院前の病状が安定した今だからこそ，今後の患者本人の意思決定について家族同席で確認を行い，医療者側と共有していきます．「本人が長生きするよりも大事にしていきたいことがあればそれは何か」，「再入院したときにどこまでの治療を望むか」，「意思決定ができない状態になったときに家族にどうして欲しいか」などをできる範囲で共有していくことが重要です．

EF 28％のDCM-like heartだったため冠動脈造影を施行したが有意な所見はなかった．造影MRIで遅延造影はなく，二次性心筋症を疑う所見もないため，持続性AFによる不整脈誘発性心筋症と診断した．HFrEFに対してACE阻害薬，β遮断薬，MRAを導入し，フロセミド20 mg，トルバプタン7.5 mgでうっ血症状が軽減され，僧帽弁逆流は軽症まで改善した．

血圧・体重測定，塩分制限，禁煙，節酒，運動療法の継続を重点的に多職種で指導介入した．退院前に家族同席で病状説明したところ，「最大限の治療を受けて自営業の仕事を長く続けたい」と治療希望があったため，AFに対するカテーテルアブレーションを後日施行する方針となった．心不全手帳によるセルフケアの徹底を確認し，第20病日に自宅退院，次回は2週間後に外来受診予定である．

【コラム】研修医時代の心不全診療体験談

HFrEF患者にβ遮断薬を導入・漸増するのはとても重要ですが，初回入院の超低心機能（EF＜20％など）患者にはやはり慎重になるべきです．特に頻脈性AFを合併する場合，どうしてもレートコントロールをかねて早く増量したくなりますが，1回拍出量が低下している頻脈を心拍数の数値だけをみて抑えようとすると容易に**低心拍出症候群**（low output syndrome：LOS）となります．終いには「もう1回強心薬をつないで…」と振り出しに戻ってしまいます．

重症患者へのβ遮断薬の増量は，用量を細かく刻みながら，うっ血や低灌流の増悪がないか，毎日バイタルサイン，尿量，臓器障害（肝・腎機能），胸部写真，ベッドサイドエコーなど網羅的にモニタリングして慎重に行いましょう．当然，このような重症例には前述のとおり，カルシウム拮抗薬はNGです！ショックになってしまい，大動脈内バルーンパンピング（intra-aortic balloon pumping：IABP）まで導入して何とか乗り切った経験があります…（汗）．

■ おわりに

　　心不全診療はダイナミックな急性期管理に目が向きがちですが，再入院予防の観点では一般病棟での多職種による評価・教育・指導がより重要です．循環器医だけでは請け負い切れないスピードで心不全患者数が急激に増えています．総合・一般内科医，プライマリケア医が主治医として診る機会や，外科系でも心不全入院既往のある患者の手術を執刀して術後管理をする機会が多くなっています．研修医の皆さんを含めて医療者一丸となって心不全患者の"Cure"をめざすのみならず，よりよく"Care"していきましょう！

■ 文　献

1）Shiraishi Y, et al：9-Year Trend in the Management of Acute Heart Failure in Japan：A Report From the National Consortium of Acute Heart Failure Registries. J Am Heart Assoc, 7：e008687, 2018
　　↑国内の急性心不全患者の最近の特徴や動向をまとめた報告です．

2）日本循環器学会／日本心不全学会合同ガイドライン. 急性・慢性心不全診療ガイドライン（2017年改訂版）
http://www.j-circ.or.jp/guideline/pdf/JCS2017_tsutsui_h.pdf（2019年10月閲覧）
　　↑ポケット版やかかりつけ医向けも出版されています．一読の価値あり！

3）日本循環器学会／日本心不全学会合同ガイドライン. 心筋症診療ガイドライン（2018年改訂版）
http://www.j-circ.or.jp/guideline/pdf/JCS2018_tsutsui_kitaoka.pdf
↑2019年3月に改訂され，DCM, HCM-like heartの鑑別を行うときに有用です.

4）McMurray JJV, et al：Dapagliflozin in Patients with Heart Failure and Reduced Ejection Fraction. N Engl
J Med, doi：10.1056/NEJMoa1911303, 2019
↑糖尿病の有無を問わず，心不全患者に対するSGLT2阻害薬の予後改善効果をはじめて報告した試験.

5）Marrouche NF, et al：Catheter Ablation for Atrial Fibrillation with Heart Failure. N Engl J Med, 378：
417-427, 2018
↑心不全合併AFのカテーテルアブレーションの予後改善効果をはじめて報告した試験.

参考文献・もっと学びたい人のために

1）「ザ・マニュアル 心不全のセット検査」（猪又孝元／編），メジカルビュー社, 2018
↑心不全入院中によくオーダーする検査について詳細に解説されています.

2）「Hospitalist Vol.6 No.4 特集：心不全」（平岡栄治／編），メディカル・サイエンス・インターナショナル, 2018
↑「総合内科医向け」以上の充実した内容.「心不全の教科書」です.

3）「心不全治療薬の考え方，使い方」（大石醒悟, 他／編著），中外医学社, 2019
↑U40心不全ネットワークメンバー陣執筆の最新かつ渾身の1冊. ぜひご一読ください！

Profile

佐藤宏行（Hiroyuki Sato）
手稲渓仁会病院 循環器内科
武蔵野赤十字病院で初期＆内科後期研修，循環器後期研修から北海道へ. 専門は不整脈と心不全. 当院は全国から初期研修・内科専攻医・スタッフを随時募集中です. 循環器，総合内科，救急，ICU，心臓血管外科がバランスよく充実しています. 病棟管理とインターベンション手技の研修の両立をめざしたい先生，ぜひ一緒に最高のハートチームをつくってみませんか？

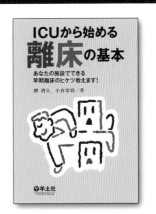

【一般病棟】

心不全入院をくり返している場合に考えること，やるべきこと

那須崇人

① 見逃している所見はないか，診断をもう一度検討しよう

② 至適な治療が行われているか，治療内容の見直しをしよう

③ 憎悪因子の検索と解決策を検討しよう

④ ACP・人生会議の機会を設けて，最終段階をどのように過ごしてもらうか考えよう

はじめに

　　心不全入院をくり返している患者さんの場合，一度安定した心不全がなぜ増悪してしまったかを考える必要があります．また，治療抵抗性心不全で余命が長くない場合は，今後の対応をどのようにしていくか検討することなども重要となります．

1　診断の再検討と治療内容の見直し

1）くり返す増悪の原因がわからない？

　　それではまず私が研修医時代に経験した症例を簡単に紹介させてください．

症例 1

　　60歳代後半男性．心不全急性増悪で3回目の入院．

入院前の診断：高血圧性心疾患，慢性腎不全，高血圧症，脂質異常症．

内服薬：ACE阻害薬・β遮断薬．

経過：160 cm，95 kgの肥満体型．健康診断で50歳からメタボリックシンドロームと高血圧症，脂質異常症が指摘されていました．過去2回の心不全入院すべてが，突然の呼吸困難を主

訴に救急搬送されたもので，3回目も同様の症状により来院されました．
　来院時，収縮期血圧 180 mmHg を超え，広範な湿性ラ音を認め胸部X線では電撃性肺水腫を認めています．心電図は左室肥大を疑う ST 低下のみで，心房細動は認めず洞性頻脈です．今までの入院は，硝酸薬と非侵襲的陽圧換気（NPPV）ですみやかに症状改善した後，仕事の都合で十分な検査をせずに早期退院（NYHA 心機能分類Ⅰ）となっています．今回の入院は同じ処置ですみやかに症状が改善し，1泊2日の検査入院を行っています．入院時の血液検査で二次性高血圧を示唆する所見は認めず，入院中は収縮期血圧 130 〜 150 mmHg で推移しています．経胸壁心エコー検査は左室駆出率（LVEF）＞60％で，軽度の左室肥大を認める以外に特記所見を認めませんでした．心臓カテーテル検査では，冠動脈に有意狭窄は認めず，Forrester 分類はⅠ型で酸素の step up は認めませんでした．

NPPV（noninvasive positive pressure ventilation：非侵襲的陽圧換気），
LVEF（left ventricular ejection fraction：左室駆出率）

　このような症例はどのように考えるでしょうか．
　本症例は**典型的なクリニカルシナリオ**（clinical scenario：CS）-1 の心不全で型通りの治療により症状は早期改善していますが，3回目の心不全増悪となっています．比較的若年の患者で容易に改善する場合，ベッドやご本人の都合によって検査がままならず退院してしまうことがあると思います．ここで診断をもう一度再考してみましょう．本症例の特徴には次のようなものがあげられます．

・左室駆出率は保たれている心不全（heart failure with preserved ejection function：HFpEF）
・典型的な CS-1 で治療反応性がよい
・冠動脈疾患や弁膜症は否定
・血液検査から二次性高血圧は否定
・長年の高血圧症と脂質異常症

　これらの特徴から高拍出性の心不全も鑑別にあがりますが，典型的な CS-1 ということで高血圧の鑑別をもう一度考えてみました．

・本態性高血圧症
・代謝異常
・腎血管性高血圧症
・睡眠時無呼吸症候群（sleep apnea syndrome：SAS）

　本症例は血液検査のみでしか高血圧の鑑別ができておらず，結果的に重度の SAS と左腎動脈狭窄を認めました．CPAP（continuous positive airway pressure：経鼻的持続陽圧呼吸）と経皮的左腎動脈形成術を施行することで腎動脈の改善と良好な血圧コントロールを得て，その後は心不全増悪をきたすことなく経過しています．

　見落とし！　といえば簡単ですが，誰しもがすべての鑑別をあげて的確に除外できるわけではなく，過去の診断がすべてというわけでもありません．特に急性期を比較的容易に離

脱できざる場合は診断が曖昧になることもあります．過去の経過を含め，なぜ増悪してしまうのか？ を考え診療してみてください．

2）くり返す増悪の原因はわかっているが治療介入が難しい？

入退院をくり返している症例に多いのは，原因がわかっているものの治療介入が困難，ないし不可能という場合です．

高齢者の弁膜症の場合，ADLから開心術を回避する症例も多く，典型的な治療介入が困難でした．しかし，ここ数年で開心術に比べると侵襲性が低い，経皮的大動脈弁置換術（transcatheter aortic valve implantation：TAVI）や経皮的僧帽弁形成術（Mitra-Clip）といった治療法が普及し，ADLが低く開心術が現実的でない症例にも治療が行える時代に突入しています．全身状態や認知症の程度も含め，どのような患者に適応があるかはいまだに定められたものがなく，現在のトピックになっています．

また若年の治療抵抗性心不全患者に関しても考慮しなければならないことがあります．治療抵抗性心不全を示唆する臨床経過を表1に記載します[1]．日本の急性心不全疫学研究であるATTEND Registryでは，一般的な治療抵抗性心不全における内科的治療の2年予後は20％を下回るとされており，非常に予後が悪い疾患です[2]．そこで考慮しなければならないことは人工心臓や心臓移植の可能性です．現在の日本の医療では65歳以下の治療抵抗性心不全に対して心臓移植が検討されます．心不全が増悪するとそのほかの臓器障害を引き起こすことがあり，不可逆な障害を負った場合は移植適応外となるため専門施設への紹介の時期を逸することは避けなければなりません．

2 増悪因子の検索と解決策

心不全の再入院の原因は医学的要因と患者側要因の2種類に大別されますが，そのうち約6割が患者側要因とされています（表2）[3]．

患者側要因は患者教育にて回避することが可能なため，適切な心不全教育が重要とされ

表1 治療抵抗性心不全を示唆する臨床経過

- ・過去1年以内2回以上の心不全入院歴
- ・腎機能の進行性の憎悪
- ・体重減少（心臓悪液質）
- ・血圧低下や腎機能低下によるβ遮断薬，ACE阻害薬減量
- ・収縮期血圧＜90 mmHg
- ・着替えや入浴での呼吸苦
- ・血清Na値の低下（＜133 mEq/L）
- ・ICDの頻回作動

文献1より引用．
ICD（implantable cardioverter defibrillator：植込み型除細動器）．

ています．患者教育を医師だけで行うのは不十分で，さまざまな職種による介入が再入院を減らすと報告されています．図1はさまざまな職種による心不全教育を行うことで再入院を減らした報告です[4]．

2019年9月，厚生労働省と心不全学会から患者教育のための「心不全教育スライド」が発表されました（https://plaza.umin.ac.jp/isobegroup/download/）．「心不全教育スライド」とGoogleで検索すると一番上に表示されますので，ぜひ参照してみてください．

それでは実際の症例を通じてどのような患者教育がなされているかみていきましょう．

表2 心不全の再入院における患者側要因と割合

再入院の患者側の要因	患者割合（%）
アドヒアランス不良	30
食事	21
医薬品	8
活動制限	7
全身感染	13
不整脈	7
身体的および精神的ストレス	3
心筋虚血	3
管理不良高血圧	3
そのほか	5

文献3をもとに作成．

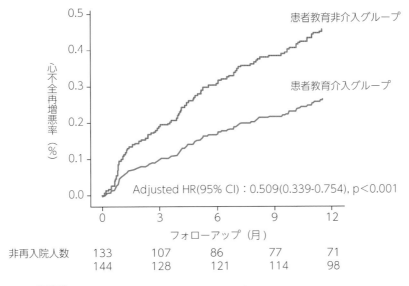

図1 心不全に関する患者教育と再入院
文献4より引用．
非再入院数は上段が患者教育非介入グループ，下段が患者教育介入グループを示す．

70歳代後半男性.
病名：陳旧性心筋梗塞，うっ血性心不全，高血圧症.
内服薬：ACE阻害薬，β遮断薬，カルシウム拮抗薬，抗アルドステロン拮抗薬，ループ利尿薬.
経過：8年前に前壁の急性心筋梗塞を発症し，カテーテル治療が行われました．2年前に心不全急性増悪を認めました．利尿薬で状態改善し，退院しましたが3週間後に再び呼吸困難を認め，入院となりました．退院の1週間後に妻が脳梗塞で入院したことがきっかけで，**外食が多くなり**，薬剤を飲むと頻尿になるため**内服薬を自己中断**していました．前回の入院で体力が落ちたと考え**散歩の距離を増やしたり**，TVで水分を多く摂ることが体によいという番組を見て**2L以上の水分を毎日摂っていたり**しました．

　　　読者の皆さんはおわかりと思いますが，これが心不全の知識をもっていない人の典型的な行動です．この症例は1度目の入院時に心不全教育がなされていれば，心不全による再入院は避けられたかもしれません．現実的に教育に関するすべてを医師だけで行うことは不可能で，各職種との連携が重要です（図2）．

　　　看護師はもちろん理学療法士，栄養士，薬剤師，時にはソーシャルワーカーの介入を得て心不全による再入院の予防をめざします．また，**医師には言わない悩みや増悪因子を改善できない理由をメディカルスタッフに話してくれる患者もいます**．積極的にスタッフと患者の両方とコミュニケーションを図り，増悪因子の検索と解決をめざしましょう．

3 Advance Care Planning・人生会議

　　　どんなに再入院予防を行っても，心不全は増悪をくり返し治療抵抗性心不全となって死に至ることがあります．そのためACP・人生会議の概念が重要となってきます．

　　　ACP・人生会議とはもしものときのために，患者が望む医療やケアについて，前もって考え，くり返し話し合い，共有する取組です．厚生労働省の調査では，人口の約70％があらか

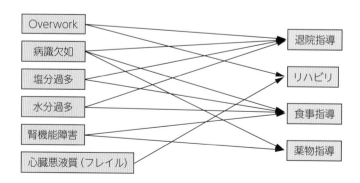

図2 心不全の憎悪因子に対する適切な教育

じめ自分の治療やケアについての希望を書面に記載しておくことについて賛成したものの，実際行っている割合は約3％のみであったと報告されています．2018年3月に改定された「人生の最終段階における医療・ケアの決定プロセスに関するガイドライン」では命の危険が迫った状態になると，約70％が人生会議を行うことができないと報告されています．

それでは**症例2**のつづきを見ていきましょう．

症例2のつづき

患者教育を受けた後は心不全の増悪をきたさずに外来通院を継続しました．

しかし，4年後に心房細動を認め，ご本人の希望で抗凝固療法は拒否されました．翌年，脳梗塞を発症し，ADLが低下しました．ADLの低下に伴い心不全が悪化し，入退院を1年間で3度くり返し，さらに翌年には気管挿管を要する心不全急性増悪をきたしました．増悪時，気管挿管を希望する家族と希望しない家族で長い話し合いが行われ，気管挿管を最終的に希望されました．加療の結果，人工呼吸器を離脱することができたものの，ADLの回復はありませんでした．安定後ご本人を交えて今後の希望を伺い，ご家族・ご本人の相談の結果，今後は侵襲的加療や蘇生行為は行わず自宅療養を希望され，退院3カ月後に自宅でご永眠されました．

本症例では最終的に人生会議を行うことができ，希望に沿った経過をたどることができました．しかし，もし脳梗塞で意思疎通が困難となっていたらどうでしょうか．

このような症例は実臨床で数多く出合うと思います．人生会議を行うタイミングには，次のようなときがあげられます．

・心筋梗塞発症時
・初回の心不全時
・2度目の入院時
・脳梗塞時
・頻回の心不全入院時

人生会議はいつ行っても問題ありませんが，一度ではなくくり返し行うことが必要です．過去に決めた決定を変えることも問題ありません．人生会議を行うことで患者や家族の思いがまとまり，死に直面した場面で負担が少なくなることが期待されます．

【コラム】研修医時代の心不全診療体験談

研修医1年目ではじめて経験したCS-1患者．循環器内科をローテート中だったので循環器内科医が来るまでの時間に何も迷わず硝酸薬のスプレーを使いました．症状は改善しましたが血圧がみるみるうちに低下し，収縮期血圧190mmHgから80mmHgまで低下しました．幸いにも意識レベルなどは増悪がありませんでしたが，心音を聞き直すと大動脈弁狭窄症の音が…．オーベンに5分後ひどく怒られました…．

文 献

1） WRITING COMMITTEE MEMBERS, et al：2013 ACCF/AHA guideline for the management of heart failure：a report of the American College of Cardiology Foundation/American Heart Association Task Force on practice guidelines. Circulation, 128：e240-e327, 2013

2） Sato N, et al：Clinical features and outcome in hospitalized heart failure in Japan（from the ATTEND Registry）. Circ J, 77：944-951, 2013

3） Tsuchihashi M, et al：Clinical characteristics and prognosis of hospitalized patients with congestive heart failure--a study in Fukuoka, Japan. Jpn Circ J, 64：953-959, 2000

4） Kinugasa Y, et al：Multidisciplinary intensive education in the hospital improves outcomes for hospitalized heart failure patients in a Japanese rural setting. BMC Health Serv Res, 14：351, 2014

5） 厚生労働省：人生の最終段階における医療・ケアの決定プロセスに関するガイドライン. 2018
https://www.mhlw.go.jp/file/06-Seisakujouhou-10800000-Iseikyoku/0000197721.pdf

Profile

那須崇人（Takahito Nasu）

岩手医科大学 内科学講座循環器内科分野・医歯薬総合研究所生体情報解析部門 助教
心不全診療と心筋病理・心疾患の遺伝子学が専門です. 東北で心不全診療を頑張っていきたいと思っています, ぜひ一緒にやりましょう.

【一般病棟】

心不全患者の退院時サマリーで書くべきこと

柴田龍宏

① 質の高い退院時サマリーは医療連携の円滑化や患者予後の向上につながる

② 入院前から入院中，そして退院後管理につながるストーリーを意識することが重要

③ 早く提出するための戦略的なカルテ記載をしよう！

はじめに

　「退院時サマリー」…研修医の先生たちにとって，それは単なる"日常業務を圧迫"する"面倒くさいだけ"の存在かもしれません．でも思い返してみてください．救急外来や新患外来などで退院時サマリーの情報に助けられた経験はないでしょうか？ また，質の高い過去の退院時サマリーを見て，それを書いた医師の臨床力や洞察力，人間性などに感銘を受けたことはないでしょうか？

　本稿では「退院時サマリーの山」にうんざりしている（！？）かもしれない研修医の皆さんに，"本当に使える"退院時サマリーの書き方のコツを伝授したいと思います．

1 退院時サマリーの役割を理解しよう

　そもそも退院時サマリーの役割とは何でしょうか？ 筆者が考える役割を表1にあげました．退院時サマリーの最も重要な役割は，患者の入院経過における重要な臨床情報を，プライマリ・ケアや専門外来の担当者と共有することにあります．「初回の心不全入院で考えること，やるべきこと」（pp.2663〜2675）で述べられているように，心不全は予後改善，再入院予防のための慢性期管理がきわめて重要です．急性期から慢性期までシームレスな治療戦略が求められる現代の心不全診療において，急性期管理の過程とそこから見えてく

表1 退院時サマリーの役割

1　**慢性期管理へ安全に移行するための情報ツール** 　・入院中の経過と退院時の状態の共有 　・入院中に結果が出なかった検査についての申し送り 　・未解決の課題や今後予測される問題点に関する展望 　・退院までに変更された薬剤と治療の情報 　・フォローアップ計画 2　**自己研鑽のためのツール** 3　**指導医と研修医の症例振り返りツール** 4　**研究データ抽出のリソース** 5　**専門医試験などの元ネタ**

筆者作成.

る慢性期管理での留意点を含む質の高い退院時サマリーは，病棟と外来・救急などとの連携をスムーズにする情報ツールとなります．実際，退院後の初回外来日までに退院時サマリーが外来主治医に届けられることや，ケアの移行に関して豊富な情報を含む退院時サマリーを作成することは，心不全患者の再入院のリスクを減少させると報告されています[1].

　退院時サマリーは自己研鑽の場でもあります．症例を簡潔かつ論理的にまとめることで病態への理解が深まりますし，指導医からチェックを受けることによってともに症例を振り返る場にもなります．また，臨床研究に携わるようになると，退院時サマリーがいかに研究に役立つかも身にしみてわかるようになるでしょう．そして，優れた退院時サマリーを書いておけば，各専門医試験を受験する際の病歴要約を作成するときにも大いに役立つと思われます．

2　心不全患者の退院時サマリーに必要な情報を整理しよう

　退院時サマリーの型は各施設である程度決まっていると思われますが，必要な情報が不十分であったり，逆に不必要な情報だらけで冗長であったりすることが少なくありません．心不全患者の退院時サマリー作成において，ぜひチェックしてほしいポイントを以下にあげます．

1）基本的な注意事項

・確定診断名に略語は使わない
・院内でしか通用しない専門用語や略語は使わない
・薬剤名は一般名で書く（括弧書きで商品名を併記してもよい）

　これらは公式医療文書の作成にあたって常識的に守るべき事柄です．特に退院時サマリーは院外の医療関係者が目にする機会が多いことを心に留めておく必要があります．

2）現病歴記載のポイント

心不全の現病歴として，以下が可能な限り記載されていることが望ましいです．

・どこで普段フォローアップされているのか
・最初に心不全と診断された時期（わかれば基礎心疾患を含めた記載）
・過去の心不全入院歴（特に1年以内の入院歴）
・それまでに行われた重要な検査情報（心筋生検，冠動脈造影検査，心臓MRI，遺伝子検査など）
・キーとなる医療行為の経過（心臓外科手術，冠動脈インターベンション，カテーテルアブレーション，デバイス治療，維持透析など）
・今回の増悪の経過（発症までの日数，入院に至った経緯など）

これらの事項は心不全診療の戦略や予後を考えるにあたって欠かせない情報です．もし過去の退院時サマリーがあれば，それを参考に作成しましょう．その際にそのままの形でコピー＆ペーストすると冗長になりすぎることがあるので，必要な情報を取捨選択して再構築しましょう．また，入院時にきちんと病歴を整理しておくことで，すでに行われていることの確認と，これから必要となることの整理もできます．

3）入院後経過記載のポイント

入院後経過はプロブレムごとに記載していきます．心不全の経過を記載するにあたっては，入院前から入院中，そして退院後管理につながるストーリーを意識することが重要です．
まずは入院時のNYHA心機能分類と，何を契機に心不全増悪をきたし，どのような身体所見や検査データをもとに初期治療が選択されたのかを記載しましょう．その際にクリニカルシナリオ（clinical scenario：CS）[2]とNohria-Stevenson分類[3]を併記しておくと，入院時の状況がイメージしやすくなります．
その後の経過に関しても，何を根拠に治療や検査が選択され，その結果どうなったか，一連の流れに沿って筋道を立てて記載していきましょう．心エコー検査や心臓カテーテル検査の概要，新規薬剤・デバイスの導入，そのほかにも診断のキーとなる検査（MRI，核医学検査，特殊な臨床検査）など，心不全診療の"アクション"を変えたものは漏れなく記載します．やったことだけでなく，入院期間中にできなかったこととその理由も記載しておくと，次回入院時や外来管理時に役立ちます．また，治療経過だけではなく，入院中に明らかになった患者や家族の治療・ケアに関する意向や希望などもぜひ記載しておきましょう．

 ここがポイント

入院時のNYHA分類，クリニカルシナリオ，Nohria-Stevenson分類を必ず記載しよう！

4) 退院時状態記載のポイント

退院後の心不全の慢性期管理にあたっては，**退院時の情報**がきわめて重要です．退院時所見との比較によって，経時的な変化や増悪のサインに気づくことができます．

特に**退院時のNYHA分類，体重，BNP/NT-proBNP，退院時バイタルサイン**などは，すぐに目につくように入院後経過の最後にまとめて記載しておくのもよいです．また退院時に処方した薬剤も一般名で漏れなく記載しておきましょう．特にキードラッグとなる利尿薬，ACE阻害薬/ARB，β遮断薬，抗アルドステロン薬は用量と内服タイミングまで正確に記載しておきましょう．また，入院中に結果が間にあわず外来で報告を要する検査や，フォローアップの予定，今後外来で必要になる検査なども申し送り事項として重要です．

 ここがポイント

> 退院時のNYHA分類，体重，BNP/NT-proBNP，バイタルサインは必ず記載しよう！

3 とにかく"早く"提出しよう

理想的には退院日に退院時サマリーが仕上がっている状態をめざしたいです．そのためには，日々のカルテ記載と退院時サマリーを"別物"として考えるのではなく，退院時サマリー作成をなるべく楽にする「戦略的」なカルテ記載を行うことを意識しましょう．

皆さんのカルテを思い返してみてください．日々の所見を単に断片的に記載しただけのカルテにはなっていないでしょうか？日常の記録はそれで十分かもしれませんが，そのようなカルテ記載だけでは，ほかの医療者がその患者の現状をスッと理解することはできないでしょう．特にメディカルスタッフが情報収集に苦慮するカルテ記載は，心不全チーム医療の障害となるので常に読み手を意識したカルテ記載が必要です．関係者全員が経過や課題を共有できるようにするため，そして退院時サマリー作成の準備のために，**定期的に経過のサマライズをしておく**とよいでしょう．

まずは入院日に入院時サマリーとして現病歴，身体所見，初期検査所見を記載してしまいましょう．これで退院時サマリーの1/3は完成です．そして定期的に週間サマリーを書きましょう．週間サマリーは当直医への申し送りを兼ねて金曜日に作成することをオススメします．その際は経過だけでなく，現在の問題点と治療選択の理由，退院や次のアクションに向けての予定も記載しておきましょう．あとは退院日に週間サマリーを少し整えて，退院時サマリーに貼り付ければほぼ完成です．もしサマリーがすばやく提出できない場合は，必ず何らかの形で外来主治医への申し送りを行っておきましょう．

 ここがポイント

> 早く仕上げるために入院時サマリーと週間サマリーを書こう！

表2 心不全退院時サマリーの質を評価する 10 のポイント

1　心不全診断を裏付ける心エコーが記載されているか？
2　医師や心不全チームのスタッフが入院中に行った治療やケアの詳細が記載されているか？
3　退院時（うっ血が改善した状態）の体重が記載されているか？
4　退院時の血圧と心拍数が記載されているか？
5　心電図所見（特にリズム，QRS 幅，左脚ブロック，ペーシングの有無）が記載されているか？
6　全ての退院時処方の薬剤名（一般名）と用量が記載されているか？
7　禁忌の詳細が記載されているか？（特に左心機能障害に対して心不全予後改善薬が入っていない時の理由）
8　退院時のヘモグロビン濃度，血清クレアチニン，BUN，血清電解質，eGFR，BNP/NT-proBNP などが記載されているか？
9　退院後のフォローアップ計画が設定されているか？
10　各担当部署（外来心リハ，訪問看護・介護など）とのケア計画が記載されているか？

文献4をもとに作成．

4　チェックリストを使おう

　とはいえ，忙しい臨床業務のなかで，質の高い退院時サマリーを効率的に書くことは簡単ではありません．そこで役に立つのが，必須事項を忘れないためのチェックリストです．イギリスで行われた研究では，心不全退院時サマリーの重要ポイントをチェックリスト化（表2）したところ，有意に退院時サマリーの質が向上したと報告されています[4]．

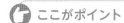 **ここがポイント**

　安定した質を担保するためにチェックリストを使ってみよう！

【コラム】研修医時代の心不全診療体験談

　初期研修医2年目だった筆者の救急外来当直中の話．治療抵抗性の心不全増悪として他院から紹介搬送されて来た高齢患者の初期治療に頭を悩ませていました〔LVEF（left ventricular ejection fraction：左室駆出率）は正常だし腎機能もそんなに悪くない…心房細動でもないし，感染徴候もない．それなのに何で利尿薬があんなに使われたのに前医ではよくならなかったのかなあ？〕．

　困り果てて相談した循環器内科当直医のコメントは「これはdryが悪さをしてそうやね．補液しよう！」というものでした（確かS状中隔と中等度大動脈弁狭窄症のある患者が利尿薬の打ちすぎで脱水と頻脈になり，強い左室流出路狭窄をきたしていたと記憶しています）．心不全＝volumeを引く程度のイメージしかなかった"ひよっ子"研修医にとって，心不全患者に「あえて補液をする」という経験は鮮烈でした．そして，その判断ができる循環器内科医をカッコいいと思ったのです．この経験は，筆者が循環器に進む1つの大きなきっかけとなりました．

おわりに

　　退院時サマリーは心不全チーム医療において重要な役割を担っています．少ない労力で，質の高いサマリーをつくることを突き詰めていけば，自ずと"デキレジ"への道が開けていくと思われます．研修医の皆さんの健闘を祈ります．

文 献

1）Salim Al-Damluji M, et al：Association of discharge summary quality with readmission risk for patients hospitalized with heart failure exacerbation. Circ Cardiovasc Qual Outcomes, 8：109-111, 2015

2）Mebazaa A, et al：Practical recommendations for prehospital and early in-hospital management of patients presenting with acute heart failure syndromes. Crit Care Med, 36：S129-S139, 2008

3）Nohria A, et al：Clinical assessment identifies hemodynamic profiles that predict outcomes in patients admitted with heart failure. J Am Coll Cardiol, 41：1797-1804, 2003

4）Bodagh N & Farooqi F：Improving the quality of heart failure discharge summaries. Br J Radiol, 24：75-78, 2017

Profile

柴田龍宏（Tatsuhiro Shibata）

久留米大学医学部内科学講座 心臓・血管内科部門／久留米大学心不全支援チーム
専門：重症心不全，心不全緩和ケア，腫瘍循環器，心不全チーム医療
2009年熊本大学医学部卒業．飯塚病院 総合診療科，国立循環器病研究センター 心臓血管内科を経て，2015年より現職．
心不全専門家≒循環器 Generalist (患者を俯瞰的に見て必要な治療を提案するコーディネーター) なんじゃないかと思う今日このごろです．

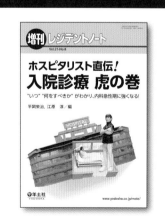

【その他】

心エコーレポートで
チェックすべきポイント

石原里美

① まずは最低限の知識として正常値を覚える

② 心エコーレポートのなかから異常な点を探し，そこから鑑別診断をあげる

③ 最終的な診断は，心エコー図検査だけでなく，既往歴，家族歴，心外症状，心電図，血液検査，特殊検査などを行ってから総合的に判断する

④ 心エコーレポートの結果から，循環動態を推定して治療につなげる

はじめに

　　心エコー図検査は，救急現場やベッドサイドにおいて，簡便かつ非侵襲的にできる，非常に便利なツールです．しかし，心エコーレポートにはたくさんの項目が記載されており，どこから確認すればよいのかわからないこともあると思います．臨床の現場において，心エコーレポートに記載された項目すべてを理解する必要はありません．本稿では，心エコーレポートで見るべきポイントに絞って解説します．

1　まずは正常値を知ろう

　　どんな検査でもそうですが，まずは正常値を知らなければ，異常を見分けることはできません．細かい数値まですべて正確に記憶する必要はありませんが，ざっくりとどれくらいの値が異常なのかを知っておくことは，心エコーレポートを見るうえで有用です．

表1 心エコー図検査による左室計測の男女別正常値

指標	男性		女性	
	Mean ± SD	2-SD range	Mean ± SD	2-SD range
左室内径				
LVDd (mm)	50.2 ± 4.1	42.0 − 58.4	45.0 ± 3.6	37.8 − 52.2
LVDs (mm)	32.4 ± 3.7	25.0 − 39.8	28.2 ± 3.3	21.6 − 34.8
左室容積 [biplane]				
LVEDV (mL)	106 ± 22	62 − 150	76 ± 15	46 − 106
LVESV (mL)	41 ± 10	21 − 61	28 ± 7	14 − 42
左室容積/BSA				
LVEDV (mL/m²)	54 ± 10	34 − 74	45 ± 8	29 − 61
LVESV (mL/m²)	21 ± 5	11 − 31	16 ± 4	8 − 24
LVEF [biplane]	62 ± 5	52 − 72	64 ± 5	54 − 74

文献1より引用.
LVDd (left ventricular diastolic dimension：左室拡張期径)，LVDs (left ventricular diastolic dimension：左室収縮期径)，LVEDV (left ventricular end-diastolic volume：左室拡張末期容積)，LVESV (left ventricular end-systolic volume：左室収縮末期容積)，LVEF (left ventricular ejection fraction：左室駆出率)，BSA (body surface area：体表面積)，SD (standard deviation：標準偏差).

1）心腔計測値 (表1)

❶ 左室駆出率

　　左室駆出率 (LVEF) が最も重要な項目の1つであることは言うまでもありません．研修医の先生方も，LVEFを知りたくて心エコー図検査をオーダーする，ということが多いのではないでしょうか．

　　LVEFは左室収縮能の1つです．左室収縮能を知ることは，周術期の管理や輸液の管理，心不全の分類などにおいて重要です．ASE/EACVI (アメリカ心エコー図学会/ヨーロッパ心血管画像学会) が作成した「心腔計測におけるガイドライン2015年版」[1]より，成人においては，LVEFは53〜73％を正常と判断します．当院では，LVEF 55％以上の場合，左室収縮能は正常としています．またLVEFによる心不全の分類では，LVEF 50％以上をLVEFの保たれた心不全 (HFpEF) と定義していますが，「心腔計測におけるガイドライン」ではLVEFの正常値が53％以上のため，当院ではLVEF 50〜54％の場合をボーダーラインと表記しています．

 ここがポイント

　　LVEFは50％未満だと左室収縮能低下，55％以上が正常．その間はボーダーラインと覚えましょう．

❷ 左室容積

　　左室容積は，心尖部四腔像と二腔像から測定し，体表面積で割って体格の差を補正した値を算出します．一般的には，断層心エコー法で，男性は LVEDV 74 mL/m²，女性は

LVEDV 61 mL/m² を正常上限値として使用することが推奨されています[1]. **左室拡大があ
るかどうかは，心疾患の原因を考えるうえで重要な手がかりとなります．左室拡大を呈す
る代表的な心疾患には，拡張型心筋症があります．そのほかにも，虚血性心筋症や頻脈誘
発性心筋症，拡張相肥大型心筋症などでも左室拡大を認めます．心エコーレポートで左室
拡大所見を認める場合は，これらの疾患の可能性を疑いながらレポートを確認しましょう．

❸ 左室心筋重量

左室心筋重量は心血管イベントにおける重要な危険因子，および強力な予測因子ですが，
年齢や性別，体格，肥満や人種で正常値が異なるため，**基準値を1つに決めることはでき
ません**．また，測定方法がいくつかあり，その使い分けが必要になりますが，煩雑なため
実臨床で正しい測定方法を選んで算出するのは困難です．簡便な方法としては，心室中隔
厚（interventricular septum：IVS）または左室後壁厚（left ventricular posterior wall：
LVPW）を用いるものがあります．男性では6〜10 mm，女性では6〜9 mmが正常範囲
であり，11 mm以上は左室肥大があると考えます．左室肥大を呈する疾患として，肥大型
心筋症やアミロイドーシス，Fabry病，糖原病，ミトコンドリア病などがあげられます．
また，高血圧症や大動脈弁狭窄症によっても左室肥大を呈することがあるため，既往歴，
家族歴，心外症状，心電図，血液検査，特殊検査などを行い，これらを鑑別することが必
要です．

2）左室壁運動

左室壁運動に異常があるかどうかということも，心エコー図検査でわかる重要な項目の
1つです．左室がびまん性に壁運動低下しているのか，局所的に壁運動低下しているのか
によって，鑑別にあがる疾患も変わります．局所的に壁運動低下しているのであれば，や
はりまずは冠動脈疾患を疑うべきです．また，その壁運動低下が冠動脈の走行と合致して
いなければ，何らかの心筋症である可能性が高くなります（図1）．

実際に左室壁運動をみる際は，まずは短軸で評価しましょう．僧帽弁レベル，乳頭筋レ
ベル，心尖部レベルでそれぞれ壁運動を評価し，二腔像，三腔像，四腔像でも合致するか
どうかを検討します．壁運動低下は，見慣れるまでは判断が難しいかもしれません．短軸
で評価するときに，上半分と下半分，右半分と左半分といったように，半分に区切って比
較するとわかりやすいです．

 ここがポイント

左室拡大，左室肥大，左室壁運動低下の有無から，心疾患の鑑別診断を考えましょう．

3）血行動態の推定

❶ 右房圧，肺動脈収縮期圧の推定

① 右房圧の推定

「ASEガイドライン」[1, 2] に準じて下大静脈径，下大静脈の虚脱の程度により右房圧を推

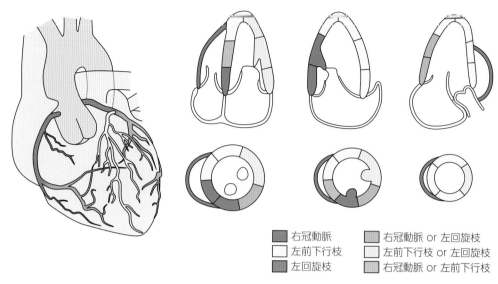

図1 冠動脈の分布
文献1より引用.
動脈の分布は患者間で異なるため,
典型的な分布を示す.

表2 平均右房圧の推定

下大静脈径（mm）	呼吸性変動	推定平均右房圧（mmHg）
≦21	＞50％	3
	＜50％	8
＞21	＞50％	
	＜50％	15

文献1, 2をもとに作成.

定します（表2）.

② 右室−右房間圧較差の算出

三尖弁逆流速波形の最高血流速度（V）を計測し, 簡易ベルヌーイの式を用いて右室−右房間圧較差（⊿P）を算出します.

$$⊿P\ (mmHg) = 4 × V^2\ (m/秒)$$

③ 肺動脈収縮期圧の推定

上記で求めた推定右房圧に右室−右房間圧較差（三尖弁圧較差）を加えたものが推定右室収縮期圧であり, 右室流出路に狭窄がない場合は, 肺動脈収縮期圧と等圧です.

三尖弁逆流の最高血流速度と, 肺高血圧症を示唆するほかの心エコー所見から, 肺高血圧症の有無を評価します[4]. 表3のように, 三尖弁逆流の最高血流速度が2.9 m/秒以上（推定肺動脈圧34 mmHg以上）の場合, 肺高血圧症の可能性が高くなります.

表3 心エコーと肺高血圧症

A

TRV（TRPG）	PHを示唆する 他の心エコー所見	PHの可能性
≦ 2.8 m/秒（≒31.4mmHg） or 計測不能	−	低い
	+	中間
2.9 − 3.4 m/秒 （≒33.6 − 46.2 mmHg）	−	
	+	高い
＞ 3.4 m/秒（≒46.2 mmHg）	＋/−	

B

観察部位	所見
右室と左室	右室径/左室径＞1.0（心基部） 心室中隔扁平化（左室D-shape像） （特に収縮期左室 eccentricity index ＞ 1.1）
右房	収縮末期右房面積（心尖四腔断面）＞18 cm²
下大静脈	下大静脈径＞21 mm（呼吸性変動の低下）
心嚢液	貯留あり
肺動脈	右室流出路収縮期加速時間＜105 ミリ秒または二峰性波形 拡張早期肺動脈弁逆流速度＞2.2 m/秒 肺動脈径＞25 mm

TRV：三尖弁逆流速度，TRPG：三尖弁圧較差，PH：肺高血圧症．

❷ 左室充満圧（左房圧）の推定

　左室充満圧（左房圧）を推定することは，心不全診療において最も重要なことの1つです．2016年に改訂された「ASE/EACVIガイドライン」では，駆出率にかかわらず拡張不全が存在している状態下で，左房圧上昇を伴うかどうかを判定するためのアルゴリズムが示されました（図2）．このアルゴリズムによると，E/A比≦0.8かつE≦50 cm/秒であれば，正常左房圧であると判定できます．一方，E/A比≧2であれば，左房圧は上昇していると判定します．例えば，心不全を疑う症例で心エコー図検査を行い，E/A比≦0.8かつE≦50 cm/秒であれば左房圧は上昇しておらず，心不全ではないと判断できます．ただし，心房細動（A波が存在しない場合）や，僧帽弁疾患が存在する場合，僧帽弁手術後の症例，補助循環や心室ペーシングが挿入された症例，左脚ブロック症例にはこのアルゴリズムを適応できず，また年齢の関与が考慮されていないということに注意が必要です．

 ここがポイント

　循環動態を非侵襲的に推定できるのが，心エコー図検査の強みです！

4）弁膜症

　弁膜症の評価において，心エコー図検査は最も重要なモダリティです．弁膜症の程度はⅠ～Ⅳ度に分かれており，Ⅲ度以上の弁膜症を有意と判断します．Ⅲ度以上の弁膜症で，それに伴う心不全症状がある場合は手術適応を検討する必要があり，循環器内科医へのコンサルトが必要です．また，弁膜症のなかでも，大動脈弁狭窄症は突然死のリスクが高く，

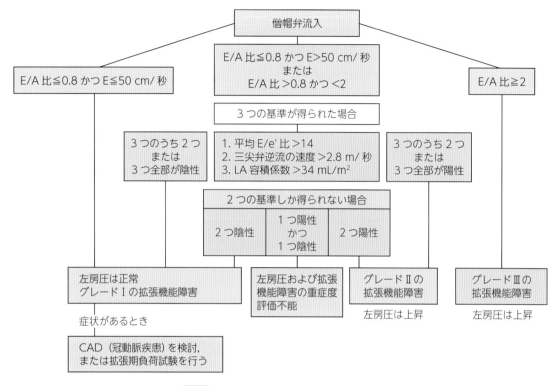

図2 左室充満圧推定のアルゴリズム
文献3をもとに作成.
LA (left atrium：左房).

重症大動脈弁狭窄症を認める場合は，早急に循環器内科医へ紹介しましょう.

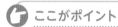ここがポイント

弁膜症の評価は実際の心エコー画像を自分の目で見て，レポートの結果と合致しているのか確かめることが重要です.

2 前回の検査結果との比較

　どんな検査も，以前との比較やこれまでの経過の評価は重要であり，それは心エコー図検査においても同様です．細かい数字の変化を追いかける必要はなく，改善傾向か，増悪傾向かの判断が求められます．実際の画像を比較してみればわかりますが，LVEF 5 ％以内の変化は目視では判断困難であり，誤差範囲と考えられます.

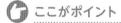ここがポイント

何事も前回との比較が大切！
特にLVEFの変化，新規の壁運動低下の有無，弁膜症の経過に注意しましょう！

経胸壁心エコー図検査成績報告書　　使用機器 iE33

○○○○　　　　　　　　　循内　　　　　　　　入院

検査日 ○○○○

患者コメント

診断名
心不全

Dimension

AOD	26 mm
LAD	58 mm
LVDd	56 mm
LVDs	47 mm
IVS	8 mm
LVPW	10 mm
LVFS	15 %
RV (基部)	34 mm

Volume

Biplane

LVEDV	128 mL
LVESV	83 mL
SV	45 mL
EF	35 %
LA	94 mL

IVC

拡大	なし
呼吸性変動	あり

LV inflow

E	74.5 cm/s
A	117.0 cm/s
E/A	0.60
DcT	271 ms

TDI

septal e'	4.0 cm/s
septal a'	5.9 cm/s
E/septal e'	18.60

Valve Regurgitation

MR	moderate
AR	trivial
TR	trivial
PG peak	18 mmHg
PR	none

Valve

Mitral valve

PG peak	1 mmHg
mean	0 mmHg
Peak velocity	0.5 m/s

MVA

PHT 法	*** cm²
Planimetry 法	*** cm²

Aortic valve

PG peak	8 mmHg
mean	*** mmHg
Peak velocity	1.4 m/s

AVA

連続の式	*** cm²
Planimetry 法	*** cm²

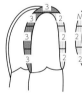

□ X Unable to Interpret　　■ M-Mild Hypokinesis　　■ 3-Akinesis　　■ 6-Akinesis with scar
■ 0-Hyperkinesis　　■ 2-Hypokinesis　　■ 4-Dyskinesis　　■ 7-Dyskinesis with scar
□ 1-Normal　　■ S-Severe Hypokinesis　　■ 5-Aneurysm

所見・コメント

ECG rhythm 洞調律

Post CAGB
LV diffuse hypokinesis〔anteroseptal～anterior wall (basal～apical)，apical septum～apex akinesis)〕
描出内では LV 内血栓検出されず
Global LV function reduced, Mild LV dilatation
LA dilatation
Normal RV chamber size and wall motion〔FAC 50%，TAPSE 15 mm (術後のため参考値)〕
Moderate MR (RV 20 mL/beat, RF 42%)，Mitral valve tethering（特に術尖)，Mitral valve sclerosis
PH(−)
e'(sep) 4.0 cm/s, e'(lat) 5.95 cm/s

#1. ICM, Post CABG
#2. Moderate MR due to MV tethering
#3. LA dilatation

検査者 ○○○○　　　　　最終報告者 ○○○○

図3 実際の心エコーレポート例

冠動脈バイパス術後症例.
LAD#6 CTO，LCX#11 90%，RCA#4 CTO に対して冠動脈バイパス術 (RITA-LAD, LITA-OM, SVG-RCA) を施行した症例. 左室は全周性に壁運動低下 (hypokinesis) しており，特に前壁から中隔（左冠動脈前下行枝領域）は無収縮 (akinesis) である. 左室拡大による僧帽弁の tethering と僧帽弁の硬化により，中等度の僧帽弁閉鎖不全症を認める. 一方，推定肺動脈圧は 21 mmHg であり，肺高血圧症を示唆する他の心エコー所見はありません.
E/A 比≦0.8，E＞50 cm/秒で，平均 E/e' 比＞14，三尖弁逆流の速度≦2.8 m/秒，LAVI＞34 mL/m² (BSA 1.4 m²) であり，左房圧の上昇が推測されます.
LAD：左冠動脈前下行枝，LCX：左冠動脈回旋枝，RCA：右冠動脈，CTO：慢性完全閉塞，RITA：右内胸動脈，LITA：左内胸動脈，SVG：大伏在静脈（静脈グラフト)，OM：鈍角枝.

> **【コラム】研修医時代の心不全診療体験談**
> 急性心筋梗塞後に急性僧帽弁閉鎖不全症を発症した症例．心不全の急性増悪をきたし，著明な
> 呼吸困難，喘鳴，SpO₂低下を認めました．CCUに入室させ，NPPV装着，硝酸薬・利尿薬に
> より，ものの5分で症状は改善して呼吸状態も安定しました．感銘を受ける私の横でオーベン
> が言った，「これやから循環器内科やめられへんねんな～」という言葉が心に響き，心不全診療
> の道に進むことを決めました．

■ おわりに

　　心エコー図検査は，日常診療でよく使われるツールです．特殊な検査ではないからこそ，重要なポイントに注目して画像・レポートを見れば，必ず理解できます．より多くの画像・レポートを見ることが，心エコーを理解するための近道です．

　　また当院の心エコーレポートを例として掲載しました（図3）．ぜひ，参考にしてください．

■ 文　献

1）Lang RM, et al：Recommendations for cardiac chamber quantification by echocardiography in adults：an update from the American Society of Echocardiography and the European Association of Cardiovascular Imaging. Eur Heart J Cardiovasc Imaging, 16：233-270, 2015

2）Rudski LG, et al：Guidelines for the echocardiographic assessment of the right heart in adults：a report from the American Society of Echocardiography endorsed by the European Association of Echocardiography, a registered branch of the European Society of Cardiology, and the Canadian Society of Echocardiography. J Am Soc Echocardiogr, 23：685-713, 2010

3）Nagueh SF, et al：Recommendations for the Evaluation of Left Ventricular Diastolic Function by Echocardiography：An Update from the American Society of Echocardiography and the European Association of Cardiovascular Imaging. Eur Heart J Cardiovasc Imaging, 17：1321-1360, 2016

4）肺高血圧症治療ガイドライン（2017年改訂版）
http://www.j-circ.or.jp/guideline/pdf/JCS2017_fukuda_h.pdf（2019年11月閲覧）

■ 参考文献

1）「心エコーポケットノート（改訂第5版増補版）」（山田博胤／著），アスリード，2016
　　↑白衣のポケットに入るサイズで，心エコーに関する必要な情報がすべて載っています．

Profile

石原里美（Satomi Ishihara）

奈良県立医科大学 循環器内科
2010年奈良県立医科大学卒業．心不全診療の面白さに魅せられて循環器内科に入局し，10年目となりました．症例ごとに臨床像は異なり，壁にぶち当たりながら日々奮闘しています．たくさんの貴重な経験をさせていただき，患者さんから教わる毎日です．その感謝の気持ちを忘れずに，引き続き精進していきたいと思います．

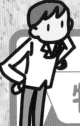

レジデントノート

特集関連バックナンバーのご紹介

2018年8月号 (Vol.20 No.7)

エコーを聴診器のように使おう！POCUS

ここまでできれば大丈夫！
ベッドサイドのエコー検査

山田　徹，高橋宏瑞，
南　太郎／編
定価 2,000円＋税
ISBN 978-4-7581-1611-4

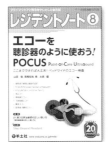

・とてもわかり易かったです．ポイントが簡潔にまとまっており，また動画もあるのがよかったです．
・順序だった心エコーについて系統的に説明してあり復習になりました．胸水と心嚢水の見分け方など臨床で重要になる点にも記載がありよかったです．

増刊2018年6月発行 (Vol.20 No.5)

循環器診療のギモン、百戦錬磨のエキスパートが答えます！

救急、病棟でのエビデンスに
基づいた診断・治療・管理

永井利幸／編
定価 4,700円＋税
ISBN 978-4-7581-1609-1

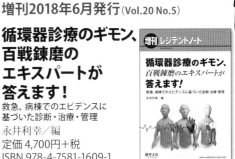

・循環器疾患を理解する上で非常によかったと思います．
・基礎からエビデンスに基づいた最新知識，専門的内容まで，ものすごい充実度でした．

2018年3月号 (Vol.19 No.18)

敗血症を診る！リアルワールドでの初期診療

早期診断・抗菌薬・輸液など
速やかで的確なアプローチの
方法が身につく

大野博司／編
定価 2,000円＋税
ISBN 978-4-7581-1604-6

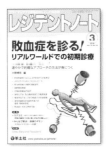

・敗血症のupdateができて知識の整理になりました．
・敗血症に対して抗菌薬の説明だけでなく，呼吸管理や循環管理の記載もあり非常に内容が濃いものとなっていた．

2016年10月号 (Vol.18 No.10)

心不全の診かた

診断・治療の王道と
専門医の匠の技を教えます！

水野　篤／編
定価 2,000円＋税
ISBN 978-4-7581-1575-9

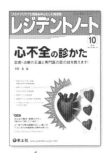

・後輩に「心不全の診療の基礎がわかりません」と言われた時に迷いなく薦められると感じました．
・治療方針・データなどについて「王道」「匠」と2段階にわけてさらなるエビデンスに基づいた知識も記載されており，とても勉強になりました．

特集とあわせてご利用ください！

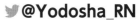

詳細は www.yodosha.co.jp/rnote/index.html

最新情報もチェック ➡ ￼residentnote　🐦@Yodosha_RN

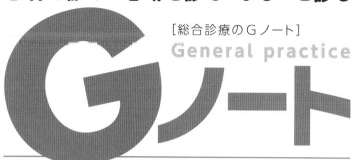

患者を診る 地域を診る まるごと診る

Gノート

[総合診療のGノート]
General practice

■ 隔月刊（偶数月1日発行）　■ B5判
■ 定価（本体 2,500円＋税）

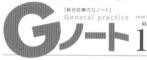

発達障害に
気づき，支えるために
必須の知識がわかる！

2019年12月号（Vol.6 No.8）　最新号

実はあなたの得意分野！
発達障害サポート

編集／市河茂樹

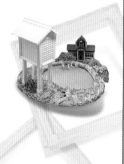

- 初期対応と専門医への紹介 ～発達障害を疑ったら何をする？ どこまで診る？
- 子どもの ADHD を疑ったら
- ASD の特徴と“育児”支援 ～保護者が感じる育てにくさの受けとめかた
- 発達障害のスクリーニングと早期発見 ～大分県の例を参考に
- 非専門医でもできる発達検査の知識と解釈 ～就学相談を中心に
- 発達障害の支援制度 ～行政・福祉との連携
- 療育の実際と学校における合理的配慮
  「学校に子どものことをわかってもらうにはどうしたらよいのでしょうか…」
- 発達外来を覗いてみよう
- 南房総地域の取り組みと総合診療医の役割
- 成人の発達障害
- 付録：執筆メンバーのおすすめ文献一覧

次号予告

2020年2月号　テーマ
（Vol.7 No.1）

高齢者身体診察 これだけは！
～ポイントを福知山でギュッと絞りました～（仮題）

川島篤志／編

Instagram で
ゆるーく編集日記を更新中！
（もちろん雑誌・書籍情報も！）

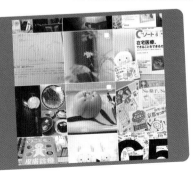

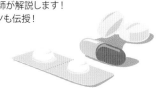
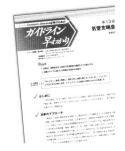
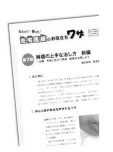
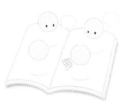
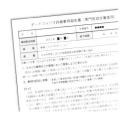

なるほどわかった！ **日常診療の ズバリ 基本講座**

このコーナーでは臨床研修で必要な
日常診療のきほんの"き"について，
先輩医師が解説します！

医師として将来の進路選択を考えるうえでの道標

八木　悠，松原知康

● はじめに

　医学部を卒業するまでの間，そして医師として働くなかで，自分の進路を決定するタイミングが何度か訪れます．まずは初期研修病院を決定し，その2年後には後期研修病院を決定する時期がきます．その間に診療科の選択も行います．さらに先には，大学院に進むのか，留学するのかという選択肢も出てきます．このように，進路決定の機会は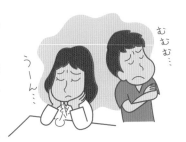多いにもかかわらず，どのように決めればよいかわからず迷ってしまうことは，読者の皆様も少なからず経験があるのではないでしょうか？本稿では2つの例をもとにして，進路選択を考えるうえでの道標を紹介します．

● あなたならどうする？

　例1　Aさんは医学部6年生で将来の志望科は未定です．初期研修病院をどこにしようか迷っています．たくさん経験を積みたいと考えており，以前から県外にある手厚い研修で有名なX病院に憧れていました．一方で，以前からお付き合いしている同じ大学出身の2学年先輩の医師と来年結婚する予定です．県外の病院に惹かれていますが，結婚相手の先輩は来年以降，地元の大学で勤務することが決まっています．

　例2　血液内科を志望するB君は地元を離れ，Y病院で2年間の初期研修を行いました．学生時代の経験から，将来は基礎研究をしたいと考えていましたが，初期研修修了後の進路に悩んでいます．Y病院の関連のZ大学は基礎研究で有名です．しかしB君はZ大学出身ではないので強い不安を感じています．臨床も楽しいので，そのままY病院に残り研修を続ける，あるいは地元の市中病院に戻って後期研修を行うのも悪くないかと考えています．

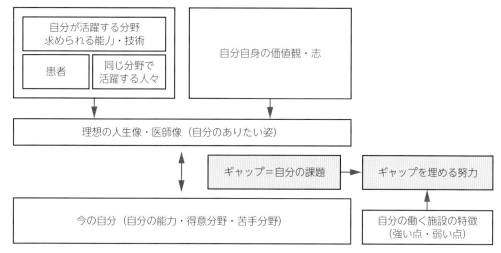

図 ● ありたい姿から考える進路決定のための考え方

　2つの例をみて，もし皆様ならどのように考えるでしょうか．進路選択にあたり，結論を出そうとして迷うことは多いと思います．自分の出した結論が正解なのか疑問に感じることもあるのではないでしょうか．しかし，個人によって，またそのときの状況によって，最適な結論は異なります．その理由は，一人ひとり医師としてのありたい姿と，個人の特性が違うからです．そこで今回は，ありたい姿を軸に，個人の特性を見極めながら進路決定をするための考え方を解説します（図）．

自分のありたい姿を想像する

　まず，自分の将来のありたい姿を想像してください．しかし，通常は将来のことを想像するのは難しいです．そこで，2つの視点からありたい姿を考えることを提案します．1つ目は自分自身の価値観・志に目を向けること．2つ目は自分が選択する診療分野の特徴を考えることです．

自分自身の価値観・志に目を向ける

　自分のありたい姿を考えてみると，おそらく仕事で成功さえすればよいというものではないでしょう．仕事でこうありたい，という目標に加えて，生活する場や家族，パートナーを含めた仕事以外で大切にしていることにも目を向けて，総合的に自分がありたい姿を描くはずです．これまでの自分をふり返って，何かを判断する際に当時の自分が大事にしてきたことを見直したり，ほかの人の価値観を聞いてみたりすると少しずつ自分の価値観が見えてきます．自分自身が何を大切にしているのか，医師としてどのような姿勢を貫きたいのかということを漠然とでもよいので列挙してみましょう．そして，自分が何をしたいのかということを自分自身に問いかけることが大切です．

✏️ 自分の活躍したい分野の分析をする

　自分が活躍したい分野で求められる能力や技術は何があげられるか考えてみましょう．患者さんは何を求めていて，また同じ分野で活躍する人はどのような技術と知識をもち合わせているのでしょうか．上級医の先生から聞いてみること，勉強会や学会に出席して情報を集めることも有効です．その分野の特徴・求められる能力・今後の動向を分析してみると，自分の将来像を描く一助になると思います．

　これら2つの観点から，自分のありたい姿を想像してください．5年，10年先を想像できる人はそこを見据えて自分の進路を考えてみましょう．一方で，私もそうですが，遠い将来が想像できない人も多いと思います．そのような場合は1年，2年先でも十分よいと思います．「初期研修が終わったらこんなふうになりたい，その先はそこから考えよう」，などと小刻みに進路を決定していく発想でもよいのです．

自分の得意分野，苦手分野を知り，ありたい姿との ギャップを把握する

　次に，今の自分の特徴と現状を把握するために，自分の得意分野・苦手分野は何なのかを知りましょう．これは自分で振り返る方法も有効ですが，自分が把握できていない，見えていない自分の側面が必ずあります．

　自分が強みと思っていた部分を，実はほかの人ももっていて，周囲からみると大きな強みではなかったということがあります．例えば「自分は器用だし手技がうまいのが強みだ」と思っていても，ほかの研修医の先生と大きく変わらないこともあります．一方で，自分では強みと思っていないことが，周囲からみると強みということもあります．例えば，「看護師さんから，ルート確保の依頼やちょっとしたことで相談されることが多い」と感じていたら，周囲からは「なんでも相談しやすく，多職種からの信頼が厚い」と思われているといった具合です．このように，同期の研修医や指導医はもちろん，看護師さんなど多職種からも自分がどのように映っているかを聞いてみると新しい発見があると思います．

　そのうえで先ほど描いた自分のありたい姿とのギャップを把握しましょう．そのギャップこそが解決するべき課題です．

ギャップを埋める努力をする

　ギャップを埋めるためには，どの環境に身を置くのがよいかを考えてみましょう．それには，自分が選択肢にあげている施設の特徴を知ることが大事です．さらに，時間が許す

のであればそれ以外の施設も見学することをお勧めします．その理由は，ほかの施設を知ることで，自分が選択肢にあげている施設の特徴が明確になる場合も多いからです．それを踏まえて自分があげた課題を克服するのに候補の施設は適しているのか，反対にその施設の環境だけでは克服できない課題は何なのかを考えてみましょう．

　どの環境も必ず長所と短所があるので，それを理解したうえでギャップを埋める努力をすることが求められます．どこの施設を選ぶかも大事ですが，自分の置かれた場所でどう自分がふるまうかが何よりも重要ということです．

自分のありたい姿は変化してもよい

　ここまで進路を選択するにあたり，自分のありたい姿と今の自分を把握しそのギャップを埋めることを課題にあげました．そして，その課題を克服するための最適な場所を考えて施設を選び，自分の置かれた場所でギャップを埋める努力をすることを提案しました．遠い先でなくとも，まずは1年，2年先を見据えて考えるだけでもよいのです．というのも，しっかり計画を練って自分の将来を設定することも大切ですが，意図していない出会いや経験によって自分の方向性が変わることがあるからです．例えば，担当した患者さんや，上級医との出会いで価値観や目標が変わることがあります．学生のときに志望していた診療科をいざローテートしてみると想像と違っていたということや，学生時代に興味をもっていなかった科でも，何かのきっかけで魅力を感じるようになるということもあると思います．

　初心を貫き通すことも素晴らしいですが，ありたい自分の姿は日々変化してもよいのです．

　春からの勤務施設が決まった人も多いと思います．自分が一番に志望していた施設に決まった人もそうでない人も，大切なのは自分のありたい姿を描き続け，今の自分を知り，現状を把握したうえでそのギャップを埋めるにはどうすればよいかを考え，行動することです．読者の皆様にも進路を決める際に実践してもらえれば幸いです．最後にAさんとB君の進路選択を紹介しておきます．そちらもぜひ参考にしてください．

① 自分の活躍したい分野と自分自身の価値観を自問し，ありたい姿を設定しましょう
② 自分自身の特徴・現状を知り，ありたい姿とのギャップを捉えましょう
③ 施設の特徴を知り，ありたい姿と今の自分のギャップを埋めるために，自分の置かれた環境でどうふるまうかが重要です
④ 自分が予期していなかった出会いや経験が訪れることがあります．ありたい姿は日々変化してもいいのです

例1　Aさんは自分の価値観を振り返ってみました．目の前の患者さんに最善の医療を提供したいという医師としての志があり，初期研修修了後は幅広く高い臨床能力を身につけたいと考えています．また，一方で今のパートナーと温かい家庭を築き，かつ医師として働くことを両立させたいという思いも強いことに気づきました．

　いくつかの病院を見学してみると，やはりX病院は研修制度も整っていて魅力的でした．一方で地元の市中病院に最近若い教育熱心な先生が就任して，研修医教育にも力を入れているという噂を耳にしました．実際，見学に行くと雰囲気も自分にあっていそうでした．しかし，X病院に比べると教育システムが充実していない部分もあり，研修医向けの勉強会は少ない状況でした．

　Aさんは，積極的に質問できて，周囲から知識を吸収するのが得意とこれまで指摘されていました．この特徴を踏まえると，仮に勉強会が少ない環境であっても実地での経験から多くを吸収し，高い臨床能力を身につけるための研修生活を送ること，家庭と両立することもできると考えました．そこでAさんは地元の市中病院での研修を選択しました．

例2　B君は学生時代の経験をもう一度思い返しました．研究をしているさまざまな人の夢を聞いて，地道な努力が求められる世界であることを感じましたが，その姿に強い憧れを抱いて将来は基礎研究を通して世界の医療に貢献したいと志したことを思い出しました．友人に自分の長所をたずねると，どこをローテートしても，持ち前の人なつっこい性格で上級医から教えられ上手なところだと教えてもらいました．不安はありますが，自分の長所を活かしてZ大学で鍛錬を積み，将来基礎研究の分野で活躍できる医師をめざしたいと考えました．

Profile

八木　悠 (Yu Yagi)

飯塚病院 血液内科
地元の奈良県で初期研修を修了後，福岡県の飯塚病院総合診療科で3年間の後期研修を修了しました．その後同院の血液内科医として臨床に従事し2年になります．臨床の鍛錬を積みながら，グロービス経営大学院にてMBA（経営学修士）の勉強も合わせて頑張っています．今後は広い視野をもった腫瘍内科医をめざして日々奮闘中です．

松原知康 (Tomoyasu Matsubara)

広島大学 脳神経内科
たった一回の人生，やりたいことは全部やってやろうと思っています．

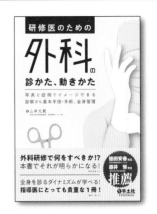

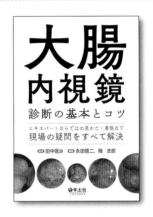

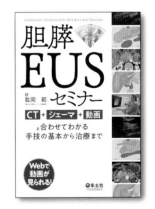

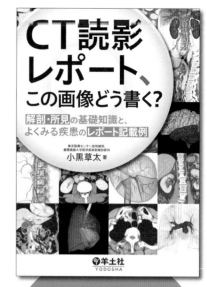

　「放射線科研修で，画像診断の楽しさを知ってほしい！」と著者の小黒先生が自施設の研修医に教えてきた内容を元にしたテキストが発行になりました．「**画像のどこに所見があるのかわからない**」「**レポートに何を書いたらいいのでしょうか**」…そんな，わからないことだらけの初学者のために，必要最低限の知識を網羅的に解説しています．これを読んだらレポートがしっかり書けるようになります！

　今回特別企画として，4回にわたって「**7章 血管，血腫**」と「**特別付録**」の内容を全文掲載します．

CT読影レポート、
この画像どう書く?

解剖・所見の基礎知識と、よくみる疾患のレポート記載例

小黒草太（東京医療センター 放射線科、慶應義塾大学医学部 放射線診断科）
■定価（3,800円＋税）　■A5判　■238頁　■ISBN978-4-7581-1191-1

CT読影レポートの実例満載！

本書の内容

臓器ごとに、

◆ 「**基礎知識**」として解剖や読影方法など

◆ 「**異常所見**」として、各所見の見極め方や、
　　読影レポートの書き方

を具体的に解説していきます！

特別に4回にわたり本書から掲載！今回は第1回（7章前編）です

7章　血管，血腫

1. 血管 ～① 基礎知識と異常所見（大動脈解離）

基礎知識

① 大動脈の解剖

　　　大動脈の解剖を以下（図7-1）にまとめる．

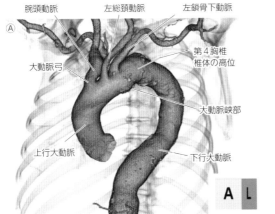
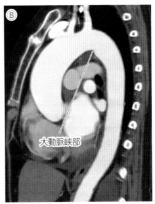

腕頭動脈　　　左総頚動脈　　　左鎖骨下動脈

大動脈弓

第4胸椎
椎体の高位

大動脈峡部

上行大動脈　　　　　下行大動脈

大動脈峡部

A L

図7-1　ダイナミックCTから作成した動脈の3D再構成画像（Ⓐ）とダイナミックCT矢
　　　状断像（Ⓑ）

上行大動脈：大動脈口から腕頭動脈分岐部まで．
大動脈弓部：腕頭動脈分岐部から第4胸椎椎体のレベルまで[1, 2]とされる．また，大動脈峡部（memo
参照）までと記載している文献もある[3]．
下行大動脈：大動脈弓部後部から横隔膜大動脈裂孔のレベルまで．
腹部大動脈：横隔膜大動脈裂孔のレベルから両側総腸骨動脈の分岐部まで[3]．

memo　大動脈峡部とは大動脈の左鎖骨下動脈分岐直後の部分であり，胎生期に動脈管を
　　　含んでいた部位である．わずかにくびれを形成していることがある．外傷性胸部
　　　大動脈損傷の好発部位である．

② 腹部大動脈と主な分枝の解剖 (図7-2)

　　腹部大動脈の臓器を栄養する主な枝として，腹腔動脈（CA），上腸間膜動脈（SMA），両側腎動脈，下腸間膜動脈（IMA）などがあげられる．一般的に腹腔動脈は左胃動脈，脾動脈，総肝動脈（CHA）の3枝に分かれるが，実際はvariation（正常変異）の頻度が高い．

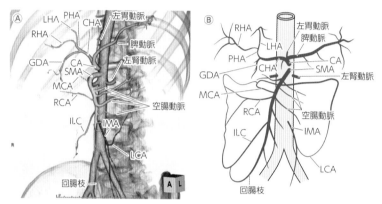

図7-2　ダイナミックCTから作成した腹部大動脈の3D再構成画像（Ⓐ）と腹部大動脈の主な分岐（Ⓑ）
図中の略語の日本語訳は，表7-1を参照

表7-1　腹部大動脈の主な分枝の名称

CA：腹腔動脈（celiac artery），CHA：総肝動脈（common hepatic artery），PHA：固有肝動脈（proper hepatic artery），GDA：胃十二指腸動脈（gasroduodenal artery），RHA：右肝動脈（right hepatic artery），LHA：左肝動脈（left hepatic artery），脾動脈（splenic artery），左胃動脈（left gastric artery）
SMA：上腸間膜動脈（superior mesenteric artery），空腸動脈（jejunum artery），MCA：中結腸動脈（middle colic artery），RCA：右結腸動脈（right colic artery），Il.C：回結腸動脈（ileocolic artery）
IMA：下腸間膜動脈（inferior mesenteric artery），LCA：左結腸動脈（left colic artery）[4]

表の色わけは，図7-2Ⓐの図中の腹部大動脈の色わけと一致している

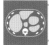 **異常所見**

　大動脈解離と大動脈瘤はしばしば同時に存在し，その場合には解離性大動脈瘤とよばれる．関連用語が多いため初学者にはまず**大動脈解離と大動脈瘤のCT所見を別々に理解**することをお勧めする．また，大動脈瘤・大動脈解離診療ガイドラインを一読するとよい[2]．

① 大動脈解離

　「**大動脈壁が中膜のレベルで2層に剥離し，動脈走行に沿って少なくとも1〜2cm以上の長さで2腔になった状態**」とされている[2]．上行大動脈に解離が及べば**Stanford分類A型**，上行大動脈に解離がなければ**Stanford分類B型**となる．

　大動脈解離では本来の動脈内腔を**真腔**（true lumen），壁内に新たに生じた腔を**偽腔**（false lumen）とよぶ．真腔と偽腔の交通がない場合を**偽腔閉鎖型大動脈解離**とよび，交通がある場合を**偽腔開存型大動脈解離**とよぶ．これら偽腔閉鎖型大動脈解離と偽腔開存型大動脈解離のレポートを記載する際には，それぞれにおいて用語や書き方が違うので，その違いを意識して理解する必要がある．

A) 偽腔閉鎖型大動脈解離でみられる所見

● 三日月状の淡い高吸収域

　単純CTで三日月状の淡い高吸収域が大動脈壁に沿ってある程度の縦方向の広がりをもって存在していれば，偽腔閉鎖型大動脈解離と考える（図7-3）．造影CTのみでは，偽腔閉鎖型大動脈解離と壁在血栓による三日月型の低吸収域との区別が困難なことがある．

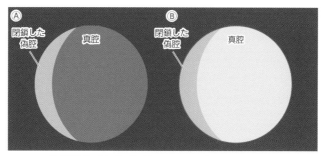

図7-3　偽腔閉鎖型大動脈解離のイメージ
Ⓐ：単純CT，Ⓑ：造影CT

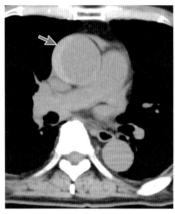
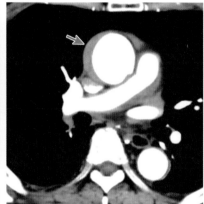

単純CT　　　　　　　　　　　　ダイナミックCT動脈相

60歳台男性，突然の胸痛.

所見 上行大動脈の壁に沿って三日月状の淡い高吸収域（ ➡ ）を認め，偽腔閉鎖型大動脈解離と考えます．造影後に偽腔への造影剤流入はみられず，大動脈径の拡大もありません.

Impression 偽腔閉鎖型大動脈解離 Stanford分類A型.

　偽腔閉鎖型大動脈解離ではStanford分類に加えて，**ulcer like projection (ULP) の有無をレポートに記載する．ULPとは偽腔の一部に，造影剤が突出した状態である**（図7-4）[2]．ULPが存在する場合には侵襲的治療を考慮する必要があり重要である.

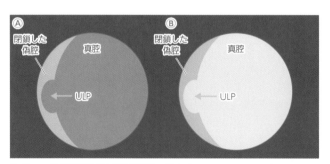

図7-4　偽腔閉鎖型大動脈解離に生じたULPのイメージ
Ⓐ：単純CT，Ⓑ：造影CT

レポート記載例 **ULPを伴う偽腔閉鎖型大動脈解離**

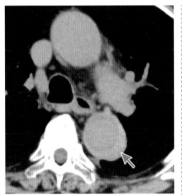

単純CT水平断像

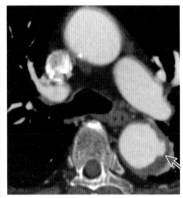

造影CT水平断像

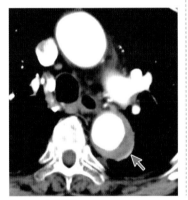

造影CT水平断像
[発症時]

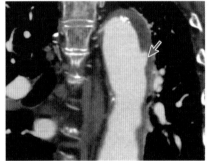

造影CT冠状断像
[1カ月後の経過観察]

80歳台女性，突然の胸痛．

所見 下行大動脈壁に沿って三日月状の淡い高吸収域（ ➡ ）を認め，偽腔閉鎖型大動脈解離と考えます．上行大動脈に解離は指摘できません．

Impression 偽腔閉鎖型大動脈解離Stanford分類B型．

1カ月後の所見 前回，下行大動脈に指摘されていた偽腔閉鎖型大動脈解離の一部に造影剤の流入が出現しており（ ➡ ），ULPを疑います．

Impression 偽腔閉鎖型大動脈解離Stanford分類B型，経過観察．ULPが出現．

B) 偽腔開存型大動脈解離でみられる所見

● 隔壁 (flap) と隔壁裂孔 (tear)

　　偽腔開存型大動脈解離は単純CTでは指摘困難なことが多い．造影CTで，真腔と偽腔および大動脈内部に上下に連なる**隔壁（flap）**が指摘されれば偽腔開存型大動脈解離と考える．真腔と偽腔は**隔壁裂孔（tear**：テア，ティアと読むと涙の意味になる）で交通しており，上流のtearを**入口部（entry）**，下流のtearを**再入口部（re-entry）**とよぶ（図7-5）[2]．動脈径が拡大することが多く，最大短径を記載するとよい．

memo **真腔と偽腔の見分け方**

通常は，真腔が狭く，偽腔が広い．Re-entryが形成されるためには偽腔の内圧が真腔より高くなる必要があるので，偽腔の方が大きな腔であるのは容易に想像できる．また，心臓の大動脈弁の直上は真腔であり，thin sliceで大動脈弁から真腔を追跡していけば，真腔と偽腔の区別が可能である．

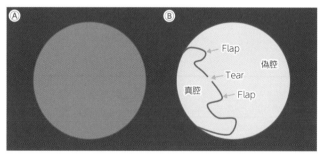

図7-5　偽腔開存型大動脈解離のイメージ
Ⓐ：単純CT，Ⓑ：造影CT

レポート記載例 　偽腔開存型大動脈解離

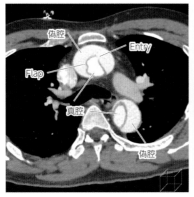 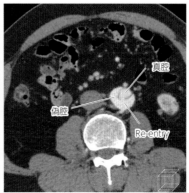

Entryのレベル（ダイナミックCT）　　　　Re-entryのレベル（ダイナミックCT）

70歳台女性，突然の胸痛.

所見 　上行大動脈から腹部大動脈にかけて大動脈内部にflapを認め，偽腔開存型大動脈解離と考えます．上行大動脈と腹部大動脈腎動脈下レベルにentryとre-entryを認めます．動脈径の拡大はありません．

Impression 　偽腔開存型大動脈解離.

C) モーションアーチファクト

　　大動脈解離がないのにモーションアーチファクトによって上行大動脈内腔の隔壁構造があるように見えることがある．CTのX線管球が体のまわりを1周して情報を収集する間に心臓が拍動すると，この動きにより大動脈壁がブレて二重に描出される．大動脈周囲に存在する肺動脈や肺実質などにもブレが生じているとモーションアーチファクトを強く疑う．どうしても判断できないときは心電図同期のもとにCTを撮影するとよい．

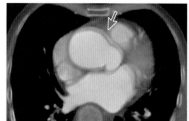
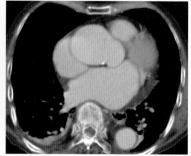

ダイナミックCT動脈相　　　　　　　ダイナミックCT平衡相

60歳台男性，胸痛，大動脈解離の除外目的．

所見 造影早期相で上行大動脈の内腔に隔壁構造があるようにも見えますが（→），平衡相では不明瞭であり，モーションアーチファクトと考えます．

Impression 大動脈解離はありません．

D) 大動脈の壁在血栓と潰瘍形成

　　動脈硬化では，ぶ厚い壁在血栓をしばしば認め，しばしばアテローム潰瘍を伴う．潰瘍とは「深部まで及ぶ組織の欠損」である（図7-6）．また，大動脈内壁が広くアテローム潰瘍を呈する大動脈はshaggy aortaとよばれる[2]．

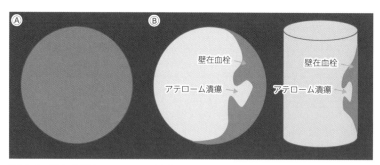

図7-6　壁在血栓とアテローム潰瘍
Ⓐ：単純CT，Ⓑ：造影CT

レポート記載例 大動脈の動脈硬化性変化

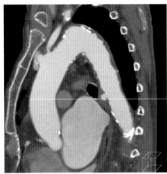
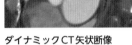
ダイナミックCT矢状断像

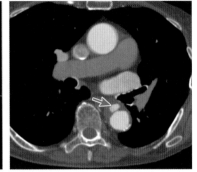
ダイナミックCT水平断像（左の画像の白線の位置で撮像）

80歳台女性，胸痛，大動脈解離の除外目的.

所見 下行大動脈に壁仕血栓が目立ち，アテローム潰瘍（ ➡ ）を伴っています. 大動脈解離の所見はありません.

Impression 下行大動脈の動脈硬化性変化.

7章の参考文献

1）「Clinically Oriented Anatomy」（Moore KL, et al, eds），Wolters Kluwer, 2017
2）日本循環器学会：循環器病の診断と治療に関するガイドライン（2010年度合同研究班報告）「大動脈瘤・大動脈解離診療ガイドライン（2011年改訂版）」
http://www.j-circ.or.jp/guideline/pdf/JCS2011_takamoto_h.pdf
3）「新版 岡嶋解剖学」（三井但夫，他／改訂著），杏林書院，1993
4）「腹部血管のX線解剖図譜」（平松京一／編），医学書院，1982

※本稿は単行本「CT読影レポート、この画像どう書く？」pp.204〜212より転載したものです.

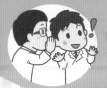

第34回　血培結果がすぐにわかっちゃう検査ってなあに？

上蓑義典

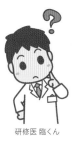

友達の病院では，血培が陽性になるとすぐに菌名とか薬の効き目がいろいろわかって便利って聞きました．ほんとにそんなことあるんですか!?

敗血症に対する自動多項目遺伝子検査のことかもしれないね．迅速で簡単な微生物検査がどんどん発達しているんだ．

研修医 臨くん

けんさん先生

 解 説

血液培養陽性の当日にわかること・わからないこと

　研修医なら誰もが一度は，担当患者さんの血液培養陽性報告を受けたことがあるよね．みんなが採取した血液培養ボトルは，血液培養自動分析装置（図1）という巨大なマシーンの中で，ボトル内のCO_2濃度をモニターされながら，一定の温度で培養されるんだ．ボトル内で微生物が増えると，CO_2濃度が急激に上昇する．それを機械が感知して陽性を知らせてくれるんだ．陽性のシグナルが出た場合，検査技師さんたちがそのボトル内の血液をグラム染色し，菌が見えたらその時点で血液培養陽性の報告をしてくれる．だからこの段階では，通常は血液培養が陽性になったことと，グラム染色像しか伝えることができない．

　菌の名前や，抗菌薬感受性は，そのボトル内の血液を培地上に接種して，だいたい1〜2日くらいして菌の集落ができてきたものを分析することではじめて報告できるので，血液培養陽性報告の当日に，臨床医から菌の具体的な名前や抗菌薬感受性を聞かれても，検査技師さんは困ってしまうんだ．

　でも，臨床医としては，一刻も早く，菌名や抗菌薬感受性を知りたいよね．

血液培養陽性の当日に「わかっちゃう」新しい検査

　そんな血液培養陽性当日に菌名や抗菌薬感受性を知りたいという欲求に応えてくれる新しい検査が続々と投入されつつある．代表的なのは，敗血症の主要原因菌の遺伝子の有無と薬剤耐性遺伝子の有無を一気に調べてくれるVerigene®システムやFilmArray®システム（図2）だ．これを使えば，検出対象となっている菌種や薬剤耐性遺伝子（表）の有無を，陽性となったボトル内の血液をセットするだけで1時間〜2時間半程度で簡単に調べることができるんだ．

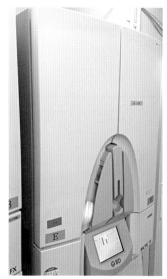

図1　血液培養自動分析装置
赤いランプは陽性を示す．

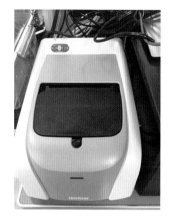

図2 FilmArray® システム

	Verigine® システムの検出可能遺伝子の例（BC-GN試薬）	
菌種	*Acinetobacter* spp. *Citrobacter* spp. *Enterobacter* spp. *Proteus* spp. *Escherichia coli* *Klebsiella pneumoniae* *Klebsiella oxytoca* *Pseudomonas aeruginosa* *Serratia marcescens*	
薬剤耐性遺伝子	ESBL遺伝子（CTX-M型） カルバペネマーゼ遺伝子 （KPC型/NDM型/VIM型/IMP型/OXA型）	

ESBL：extended spectrum β-lactamase
（基質特異性拡張型βラクタマーゼ）

　2017年6月から保険適用（細菌核酸・薬剤耐性遺伝子同時検出1,700点）となり，感染防止対策加算というものが適応される保険医療機関を中心に徐々に普及しつつあるんだ．ただ，保険適用の条件としてqSOFAスコア2点以上の敗血症である必要があることに注意しよう．どういった症例に使うか，結果をどう解釈するかは，臨床検査専門医や感染症専門医といった専門の先生によく相談が必要だ．

　さらに，ブドウ球菌が血液培養陽性のときにMRSA（methicillin-resistant *Staphylococcus aureus*：メチシリン耐性黄色ブドウ球菌）かどうかを調べてくれるGeneXpert®やGENECUBE®という検査システムもあり，保険適用となっている（ブドウ球菌メチシリン耐性遺伝子検出450点）．

　ほかにも，質量分析装置という菌種を同定できる機械を導入している施設なら，ボトル内の血液を直接処理して分析することで，数時間で菌名を報告することもできるよ．

　自分の研修病院の微生物検査室にどんな検査の選択肢があるのか知っておくと，明日からの診療が変わるかもしれないね．

血培陽性の当日にわかることがどんどん増えているんだ．
どんな検査ができるか，一度微生物検査室に聞いてみよう．

※日本臨床検査医学会では，新専門医制度における基本領域の1つである臨床検査専門医受験に関する相談を受け付けています．
　専攻医（後期研修医）としてはもちろん，非常勤医員や研究生として研修に通うことでも受験資格を得ることができます．
　専攻した場合のキャリアプランならびに研修可能な施設について等，ご相談は以下の相談窓口までお気軽にどうぞ！！
　日本臨床検査医学会 専門医相談・サポートセンター E-mail：support@jslm.org

※連載へのご意見，ご感想がございましたら，ぜひお寄せください！また，「普段検査でこんなことに困っている」
　「このコーナーでこんなことが読みたい」などのご要望も，お聞かせいただけましたら幸いです．rnote@yodosha.co.jp

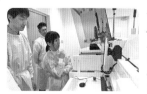

新しい検査装置の視察中の筆者ら．

今月のけんさん先生は…
慶應義塾大学医学部 臨床検査医学の
上蓑義典でした！
ここ数年，急速に変化する微生物検査
の世界についていくのは大変．ボーッ
と生きていると取り残されて，どっか
の5歳児に叱られてしまいそうです．

日本臨床検査医学会・専門医会 広報委員会：
五十嵐岳，上蓑義典，尾崎敬，木村聡，小柴賢洋，高木潤子，
田部陽子，千葉泰彦，西川真子，増田亜希子，山本絢子

 日本臨床検査医学会
Japanese Society of Laboratory Medicine

 日本臨床検査専門医会

臨床検査専門医を目指す方へ

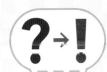

みんなで解決！病棟のギモン

研修医の素朴な質問にお答えします　　監修／香坂 俊（慶應義塾大学医学部循環器内科）

12月号のテーマ
帰国後の発熱

2月号のテーマ
プレゼンの技法と作法

第46回　コーヒーは健康にいいの？

吉野鉄大

本コーナーは初期研修医が日常臨床のなかで感じた**素朴な疑問**について，そのエッセンスを読みやすく解説するシリーズです．さて，今回はどんな質問が登場するでしょうか．

？ 今回の質問
コーヒーが健康にいいっていう話はどこまで本当なんですか？

！ お答えします
コーヒーの中には，カフェインだけでなくさまざまな成分が含まれています．コーヒーを飲むことによる効果が疫学的に示されているのは，糖尿病・高血圧などの代謝性疾患，非アルコール性脂肪肝疾患・肝臓癌などがあげられます．

救急外来の当直室で

指導医：よし，外来も一息ついたからコーヒーでも飲みながら，今日診た症例の振り返りをやろうか．

研修医：お願いします！ ふぅー，それにしても先生は本当にコーヒーがお好きですよね．僕もカフェインが全身に染みわたるっていうか，元気になる感じがして好きです！ でも，カフェイン中毒にならないか，ほかにも副作用がないのか心配になることもあります．

指導医：なるほど．コーヒーの中には，カフェインはもちろん，いろいろな有効成分が入っているのは知っているかな？ しかもさまざまな疾患の予防効果が示されてきているんだ．よし，そうしたら愛するコーヒーの汚名返上のために，コーヒーの話からはじめよう．

研修医：なぬ！ 先生はコーヒーについても語れるんですか！ 指導医になる道のりは長いなぁ〜．

コーヒーの中に含まれているのは

指導医：さっきはカフェインの話が出たけど，そもそも先生はカフェインについてどのくらい知っているかな．

研修医：ええ！？ カフェインといえば，んんー，なんでしょう，飲むと目が覚めますよね．

指導医：その作用機序はわかる？

研修医：全く考えたことがありません．国家試験にも出な
かったし…．

指導医：ざっくりと説明してしまうと，カフェインは構造が
類似しているアデノシンの作用に拮抗することで覚醒作用
を発揮するといわれているんだ．日中の活動によってアデ
ノシンの濃度が高まり，アデノシン受容体に結合すること
で眠気が生じる．そのタイミングでカフェインがアデノシ
ン受容体に結合して競合阻害することで眠気が覚めるとい

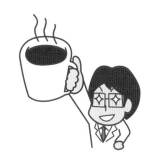

うわけだね．それだけでなくて，ドパミンの作用に影響したりといった，さまざまな作用があ
ることも指摘されているんだ．

研修医：カフェインから，睡眠科学の話になるなんて思ってもいませんでした．

指導医：それに，コーヒーにはカフェインだけが含まれているわけではないよね．そのほかに
も，フェルラ酸，クロロゲン酸など，いくつもの生理活性物質が含まれていて，それらの総体
としてコーヒーを飲むことがさまざまな効果につながっていると考えられているよ．

研修医：あれこれ入っていることで，ただ単純に目が覚める，以上の効果が期待されてくるわけ
ですね．

指導医：フェルラ酸やクロロゲン酸は聞き慣れないと思うけど，とりあえずは抗酸化作用を示す
というようなことだけでも理解しておこう．

コーヒーと糖尿病・高血圧

研修医：とはいえ，コーヒーを飲むことで目が覚める以上の効果を得られるなんて全然想像でき
ないです．どんなことが示されてきているんでしょうか．

指導医：糖尿病・高血圧などの代謝性疾患，非アルコール性脂肪肝疾患・肝臓癌などに効果があ
るといわれているよ．

研修医：ええっ！そんなに主要な疾患で効果が示されているんですか．にわかには信じられま
せんね．

指導医：いい反応だね．一つひとつ，紹介していこう．まずは糖尿病・高血圧などの代謝性疾患
からだ．
　2型糖尿病については，コーヒーを飲まない群と比較して，1日1杯コーヒーを飲む群での
発症リスクは6％低く，しかも1杯増えるごとにさらに6％ずつリスクが低くなるという関係
がみられた．1日5杯飲む群では発症リスクが29％も低かったという結果が示されているん
だ．ちなみにカフェインを含むコーヒーでも，カフェインを含まないデカフェ（カフェインレ
ス）でも結果は変わりなかったよ[1]．

研修医：糖尿病の予防効果はかなり高そうですね！しかもデカフェでも効果があるということ
は，カフェインの効果というわけではないんですね．デカフェでよいのであれば寝る前でも飲
めそうです．

指導医：高血圧に対する発症予防効果はもっと少ないけれど，同じようにコーヒーを飲まない群
と比較して，1日1杯コーヒーを飲む群での発症リスクは2％程度低く，1日6杯飲む群だと
8％低いという結果が示されているんだ[2]．

研修医：高血圧のために毎日コーヒーを6杯も飲むのはちょっと大変です．

指導医：そうだね．それにこれらの研究はあくまで観察研究だから，「コーヒーを飲んだから発症リスクが低下した」といえるような直接的な因果関係は不明な点，交絡因子があるかもしれない点などが限界としてあげられるよ．

研修医：そういった限界をさっぴいても，コーヒーを飲む効果がこのように示されているということは全く知りませんでした．

コーヒーと肝臓病

研修医：次は，肝臓病でしたっけ．

指導医：そうそう，これまでの代謝性疾患と関連させて，まずは非アルコール性脂肪肝疾患（nonalcoholic fatty liver disease：NAFLD）について紹介しよう．NAFLD については，コーヒーを飲まない群と比較して1日1杯コーヒーを飲む群では発症リスクが6％低く，特に1日3杯以上飲む群でリスクが有意に低かったんだ[3]．

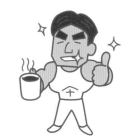

研修医：発癌についてはどうなんでしょうか．コーヒーは焙煎しているものだし，こげで大腸癌，なんて話もあるくらいなので逆に癌の発症リスクが増えてしまいそうで心配です．

指導医：では肝臓癌についてみてみよう．コーヒーを飲まない群と比較すると，コーヒーを飲む群では，男性も女性も発症頻度がほぼ半分だったんだ[4]．

研修医：ほぼ半分！すごい効果ですね．

指導医：もちろん，すべての癌種でこれだけの効果が示されているわけではない．先生の気になる大腸癌については，コーヒーを飲む群における発症が，コーヒーを飲まない群と比較してわずかに少ないという報告[5]もあるから，少なくとも発癌リスクになるということはなさそうかな．日本からの研究も多数報告されていて，特に女性で効果が高いようなんだ．

研修医：大腸癌も抑制されるかもしれないんですね．安心して深煎りも飲めそうです．

指導医：残念ながらこれらの研究では，焙煎の程度については検討されていないよ．

研修医：むむ，先生はあくまで科学的な立場ですね．

コーヒーの安全性

指導医：さまざまながんについて同じように検討がされているけれど，予防効果ははっきり示されていないんだ．むしろコーヒーを飲む群における肺癌の頻度は高いことも指摘されている[6]．

研修医：コーヒーを飲むことが肺癌リスク！？

指導医：この報告では男性の喫煙者は，コーヒーの飲用量が増えることで肺癌が有意に増加すると報告されているんだ．非喫煙者では影響がないし，喫煙はカフェインの代謝を早くすることが示されているから，もしかしたら喫煙量と交絡しているのかもしれないね．

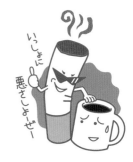

研修医：ほかにも，安全性について報告はあるのでしょうか．コーヒーを飲み過ぎたときに動悸がしたりするので，血圧が上がったりして

いないか，また妊娠中の妻や幼い子どもがコーヒーを飲んでも大丈夫なのか，なんてところも心配になります．

指導医：よい視点だね．血圧については，短期的には拡張期・収縮期ともに1〜2mmHg程度上がるとされている．そのうえで，コーヒーを飲む群でも，ハードエンドポイントとしての心血管イベントリスクや死亡率は低い．

研修医：血圧の高めの人が飲んでも大丈夫そうですね．

指導医：ちなみにコーヒーに含まれるポリフェノールが非ヘム鉄（ほうれんそうなどに入っている方）の吸収を阻害するので，鉄欠乏性貧血の場合には，少なくとも鉄源とコーヒーの「同時摂取」はおすすめできない．また，カルシウム吸収効率が低下することによる高齢女性での骨粗鬆症も心配されている．

研修医：僕の予想をはるかに超える話になっていますね．

指導医：とはいえ，安全性については問題なく使用できる量がカナダから報告されているよ[7]．健康な成人であればカフェインで1日400mg，だいたいコーヒー4杯分とされていて，妊婦は1日300mg，小児は1日2.5mg/kgとされているんだ．米国FDAも同様に，カフェインの安全性を報告しているよ[8]．

　　ただし，これらの報告にはコーヒー会社や飲料会社の資金援助が入っていることを知っておかないとね．

研修医：なるほど，利益相反がないとも言えないと…．

指導医：そうだね．とは言え，これだけ世界中で広く飲まれているコーヒーについて，今後新たに予測されていなかった重大な副作用が報告されるというのは考えにくいから，一般的には安全と言ってよいだろう．

　　そのうえで，いわゆるコーヒーが苦手な人がいるのも事実．カフェインの代謝に関与するCYP1A2や，受容体の1つであるアデノシン受容体A_{2A}の1塩基変異によって個体差が生じていると報告されているから，お酒と同様で苦手な人が無理に飲む必要はないのかもしれないね．

研修医：なるほど，お酒もコーヒーもほどほどに，ですね．じゃあ，そろそろ夜もふけてきたし，仮眠でもとりますか．

指導医：いや，本番はこれからだ．改めて，さっきまでに診た症例の振り返りをやろうじゃないか．

研修医：ひゃー！

文 献

1) Carlström M & Larsson SC：Coffee consumption and reduced risk of developing type 2 diabetes：a systematic review with meta-analysis. Nutr Rev, 76：395-417, 2018

2) Xie C, et al：Coffee consumption and risk of hypertension：a systematic review and dose-response meta-analysis of cohort studies. J Hum Hypertens, 32：83-93, 2018

3) Chen YP, et al：A systematic review and a dose-response meta-analysis of coffee dose and nonalcoholic fatty liver disease. Clin Nutr, pii：S0261-5614(18)32563-9, 2018

4) Yu C, et al：An updated dose-response meta-analysis of coffee consumption and liver cancer risk. Sci Rep, 6：37488, 2016

5) Sartini M, et al：Coffee Consumption and Risk of Colorectal Cancer：A Systematic Review and Meta-Analysis of Prospective Studies. Nutrients, 11：pii：E694, 2019

6) Xie Y, et al：Coffee consumption and the risk of lung cancer：an updated meta-analysis of epidemiological studies. Eur J Clin Nutr, 70：199-206, 2016

7) Doepker C, et al：Key Findings and Implications of a Recent Systematic Review of the Potential Adverse Effects of Caffeine Consumption in Healthy Adults, Pregnant Women, Adolescents, and Children. Nutrients, 10：pii：E1536, 2018

8) Milanez S：Adverse Health Effects of Caffeine：Review and Analysis of Recent Human and Animal Research. 2011
http://www.nationalacademies.org/hmd/~/media/Files/Activity%20Files/Nutrition/PotentialEffectsofCaffeine/caffeineORNLreport.pdf

吉野鉄大 （Tetsuhiro Yoshino）

慶應義塾大学医学部 漢方医学センター
漢方業界ではまことしやかに「コーヒーは体を冷やすから体によくない」といわれていますが，うちの教授は大のコーヒー党．甘党の僕はもともと苦手だったのですが，留学のときにすっかり洗脳されてしまい，自宅にはコーヒーマシンがなぜか3台も並ぶようになってしまいました．オレゴン州立大学のライナスポーリング研究所のWebサイトには，コーヒーに限らずさまざまな食品由来成分の有用性が紹介されていますのでぜひのぞいてみてください．新潟薬科大学のご尽力により，日本語版が追加されました．
https://lpi.oregonstate.edu/mic/food-beverages/coffee

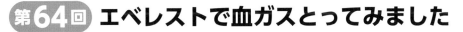

こんなにも面白い 医学の世界

からだのトリビア教えます

へえ そうなんだー

飯田淳義, 中尾篤典
岡山大学医学部 救命救急・災害医学

第64回 エベレストで血ガスとってみました

マラソンのトレーニングには標高1,500～2,000 m程の場所で行う「高地トレーニング」という方法があります．ではもっと標高が高くなるとどうなるのでしょうか．標高8,400 mだと大気圧は272 mmHg，PIO_2は47 mmHgまで低下します．このような環境で人間の身体はどこまで順応できるのでしょう．

ロンドン大学のGrocottらは，およそ70日間かけてエベレスト山頂に向かい，標高5,300 m，6,400 m，7,100 m，8,400 mの各地点で被験者から動脈血を採取し血液ガス分析を行ったところ，非常に興味深い結果が得られました[1]．なんと標高8,400 mでは，4名の被験者の平均PaO_2は24.6 mmHg，平均$PaCO_2$は13.3 mmHgと大変低い値だったのです．もちろん被験者たちは意識清明であり，自ら下山できています．彼らが無事だった理由は人間の順応力にあります．もし順応していない人間が突然同様の環境におかれたら，数分以内に意識を失ってしまいます[2]．

PIO_2が低くSaO_2が低下する環境でCaO_2をできるだけ維持するには，酸素を運搬するHbを増やす必要があります．実際に被験者の平均Hb値は19.3 g/dLまで上昇していて，標高7,100 m地点までは海抜0 m付近と同等のCaO_2を維持できていました．さらにSaO_2低下に抵抗する機序も働きます．登山中に採取した彼らの動脈血には強い呼吸性アルカローシスが存在しており，平均pHは7.53でした．これによりヘモグロビンの酸素解離曲線を左方移動させ，同じPaO_2でもSaO_2を高く保てるようにしていました．また，これとは別にPaO_2も維持される機序も働いていました．これら複数の代償機構によって，人間の体は何とか低圧低酸素環境に順応しようとします．

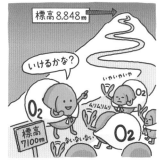

しかし登頂に70日間という時間をかけても，標高8,400 m地点では7,100 m地点まで維持できていたCaO_2が急激に低下していました．この原因は無症候性高所性肺水腫などのいわゆる「高山病」が起きたこと，さらには人間の肺胞ガス交換における機能的限界などが考察されています．つまり人間が自然呼吸で生きていける限界が，標高8,400～7,100 mの間あたりなのではないかと考えられます．高い山の登山は想像以上に危険で身体に負担がかかることがおわかりいただけましたか？

PIO_2（吸入気酸素分圧），PaO_2（動脈血酸素分圧），$PaCO_2$（動脈血二酸化炭素分圧），CaO_2（動脈血酸素含量），Hb（ヘモグロビン），SaO_2（動脈血酸素飽和度）

文 献

1) Grocott MP, et al：Arterial blood gases and oxygen content in climbers on Mount Everest. N Engl J Med, 360：140-149, 2009
2) Ernsting J, et al：Hypoxia and hyperventilation. Aviation medicine 2nd ed（Ernsting J & King PF eds), 46-59, London: Butterworths, 1988

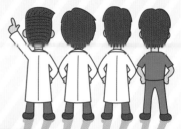

救急診療・研修生活の お悩み相談室

Dr.志賀と3人の若手医師：カルテットがサポートします！

監修 志賀 隆　執筆者 竹内慎哉，千葉拓世，東 秀律

第2回 | **英語って必要なの？ こんなに忙しいのに どうやって英語を勉強したらいいの？**

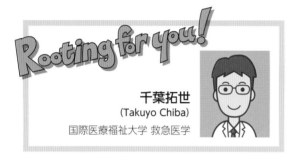

千葉拓世
(Takuyo Chiba)

国際医療福祉大学 救急医学

　私は2014年から2019年まで臨床留学を経験しました．帰国した今，私が研修医の先生たちに最も多く質問されるのはやはり英語に関することです．私は帰国子女ではありませんし，25歳まで海外に行ったこともなかったため，苦労しました．今回は私が英語の学習で役に立ったことを紹介します．

発音

　自分の英語をわかってもらうためにはカタカナではない発音を学ぶ必要があります．私が勉強になった本は『英語舌のつくり方』と『英語耳』でした．どちらも読みやすく端的にまとまっています．「英語は書いてあるとおりに発音しない」という音声変化と呼ばれるルールなど，発音に関するさまざまな概念が頭にないとリスニング力はなかなか向上しません．流ちょうに話すためだけではなく，そのほかの能力を伸ばすためにも，できるだけ早く発音のトレーニングにとりかかる必要があります．

　ただ，発音は大事ですが，アメリカ英語のアクセントを完全にコピーする必要はありません．なまりのある英語は決して誤った英語ではないからです．インド英語もシンガポール英語も，そのほかの英語もしかりです．日本人にありがちですが，発音の悪さを気にして声が小さくなるのは悪循環といえます．なまりがある英語は，**ゆっくり**と（早口では理解してもらいにくい），そして**大きめの声**で話すのが理解してもらえるためのコツです．

リスニングとリーディング

　この2つはインプットで，絶対量が必要です．自分に合ったレベルからはじめて，少しずつ難しくしていく必要があります．インプットができなければアウトプット（スピーキングとライティング）は難しいです．ここでは主にリスニングについて紹介しますが，リーディングについては医学論文や英語のテキストを読むのも一石二鳥のよい勉強になります．

① NHKラジオ講座

　皆さんご存じのNHKラジオです．教材費はテキスト代だけで，これだけコストパフォーマンスのよい英語学習はほかにないです．シャドーイング，リピーティング，ディクテーションなどはリスニング力を初期段階で伸ばすのにもってこいです．

② ポッドキャスト

ある程度リスニング力がついたら，英語も医学も一緒に学べる医学系のポッドキャストがおすすめです．移動の際でも医学英語を学べて，最新の知見もアップデートできます．

1) 各種医学雑誌のポッドキャスト

今は多くの雑誌が論文の紹介や宣伝のためにポッドキャストを無料配信しています．

New England Journal of Medicine は非常にきれいな英語を比較的ゆっくり話してくれるので入門としてはおすすめです．

救急医学関連では Annals of Emergency Medicine，The Journal of Emergency Medicine，Academic Emergency Medicine，Emergency Medicine Clinics of North America などが定期的に配信しています．論文をチラ見する感覚で配信を聞くと医学知識をアップデートするきっかけにもなります．

2) そのほかの救急分野での個人的なおすすめ

SGEM（The Skeptics Guide to Emergency Medicine）はカナダの救急医である Dr. Ken Milne がやっていて，毎週論文を1つ読んで批判的に吟味します．英語のスピードもそれほど速くなく，かつ批判的論文吟味の方法も学べます．

EM：RAP（Emergency Medicine Reviews and Perspectives）は有料プログラムで，冗談を言いながら早口で進行します．かなりのリスニング力を要しますが，相当な分量のアップデートした知識を毎月得られます．アメリカの救急レジデントや若手救急医の多くがこのプログラムを聞いています．

ポッドキャストも含めて FOAMed（Free Open Access Medical Education）は玉石混交です．最終的には自分で該当する文献を読むことで，その是非を判断してください．

スピーキングとライティング

実際に書く機会や話す機会をつくることは非常に大事です．今はインターネット英会話を比較的安い値段で受けられます．英語のレベルが上がってきたらアウトプットにも挑戦しましょう．その際，実際の会話でよく使われるフレーズのストックを頭のなかにもっておくことが重要です．英語面接や口頭試問，英語でのレクチャーの前に私がしていたことは，話す内容を書き出して，家の片隅で壁に向かって呪文を唱えるように何度もブツブツと口に出して言うことです．原稿などがなくても話せるようになるまでひたすらくり返すのです．こういったことを何度も行ううちに自分のよく使う言い回しが身についてさほど準備をしなくても，話ができるようになると思います．

もしゆとりがあれば，医学教育振興財団はイギリスへの短期留学を支援していますし，大学の交換留学制度を使うのもきっとよい機会になるでしょう．

まとめ

やはり英語は最新の医学情報を得るうえでも，論文や学会発表などでも必要になります．最初はなかなか上達を感じられないと思いますが，くり返しが一番大事で，続けていれば必ず英語力は伸びていきます．私はポッドキャストを英語の勉強として聞きはじめましたが，今は医学知識のアップデートのためにも欠かせない手段になっています．時間はかかりますが英語力の向上にはきっと役に立ちます．頑張って行きましょう．

Dr. Shiga's Comment!

英語の学習は語彙やよく使われるスラングなどを含めてインプット！そして，とにかく海外の病院でアウトプット！問題解決を自分で行っていくことで飛躍的に成長します．情熱をもって継続すればキットうまくいきます！

ツイッターをしております，御覧ください　http://twitter.com/TakSugar

お悩み募集　読者の皆さんも，救急診療・研修生活のお悩みをカルテットに相談してみませんか？
投稿はこちらまで：rnote@yodosha.co.jp（ご意見・ご感想でもOKです）

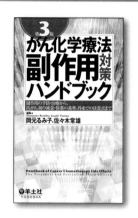

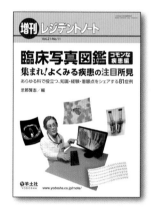
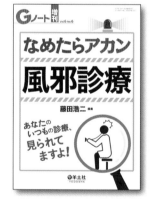

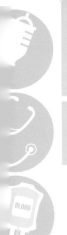

Step Beyond Resident

第194回

研修医は読まないで下さい!?

研修医はこの稿を読んではいけません.
ここは研修医を脱皮？した医師が,研修医を指導するときの参考のため
に読むコーナーです.研修医が読んじゃうと上級医が困るでしょ！

頭が痛ってぇな,くそぉ! Part6
～疑う者は救われる：特殊な片頭痛～

福井大学医学部附属病院総合診療部　林　寛之

ドクターGも泣いて喜ぶ？ 変な片頭痛

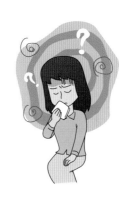

　片頭痛体質は何にしても大変だ.当直明けで頭痛が出る,寝不足で頭痛が出る,雨の日の前に頭痛が出る,生理前に頭痛が出る,アイスクリームを早食いするとひどい頭痛が出る,給料が低くて頭痛が出る…あ,これは関係ないか.

　診断名を知っているのと知らないのでは大きく違うのがこの特殊な片頭痛.知って得する片頭痛ってか？

 患者G　35歳　女性　　　　　　　　　　　　　　　　　　　前庭性片頭痛

　回転性めまいを主訴に患者Gが受診してきた.研修医Sが診察したところ,小脳・脳幹を含め特に異常を認めなかった.確かに回転性めまいで,聴力低下はなく,眼振は微妙にあるが,head impulse testもtest of skewも陰性だった.動くとめまいがするというものの,じっとしていても顔色が悪く,ときどき嘔吐していた.頭痛はないという.

　研修医Sは上級医Nにコンサルトしたが,中枢性めまいっぽくもなく,末梢性めまいとしても今ひとつ典型的ではないため,MRIを撮ることにした.MRIの読影では異常を認めなかった.メトクロプラミド（プリンペラン®）で症状はやや改善し,抗ヒスタミン薬によりめまいも少しだけよくなった.

　既往歴としては年に2～3回同様なめまいが出ることがあり,近医で点滴などしてもらうが,すっきりしたことはないものの,大抵2～3日ほどで治るという.原因不明のめまいということで,気がめいり,「気のせい」「不安神経症」などと診断をつけられ抗不安薬を内服したこともあるが,無効だったため薬は自己中断しているという.

　悩んだ研修医Sが「精神科っぽい患者さんのめまいなんですけど…」と,今度は上級医Hにコンサルトしたところ,「フンフン♪ 片頭痛の既往はない？ 光過敏があるんじゃないかな？」と聞いてきた.

研修医S

「マジっすか！頭痛はないって言っていましたよ．動くとめまいがするって言うんですが，じっとしていてもつらそうで顔色が悪かったので，良性発作性頭位めまい症ではないとは思って…前庭神経炎としてもイマイチの身体所見で…え？光過敏あるんですか．頭にはよぎったんですけど．トリプタン製剤ですっかり治ったって，クッソォ〜，鑑別にはあげていたんですよ，ホント．悔しいなぁ…」

前庭性片頭痛

　片頭痛は15.3％（女性20.7％，男性9.7％）の成人がもつ非常によくある疾患だ（Headache, 58：496-505, 2018）．回転性めまいというと，すぐに中枢性と内耳性を考えてしまうが，前庭性の片頭痛も鑑別の1つとして頭の隅に入れておこう．光過敏は特に片頭痛に特異的だから聞いてみたいよね．前庭性片頭痛の診断基準を表1に示す．

　持続性の回転性めまいをみたときには，もちろん中枢性めまいを除外しないといけない．小脳梗塞や椎骨動脈解離でも回転性めまいを起こすことがあるし，身体所見をしっかりとるのは基本だ．持続性の回転性めまいでは，ほかに前庭神経炎や蝸牛炎も末梢性めまいとして鑑別しておきたい．

　一方，過去にもくり返して回転性めまいが起こるという場合は，Ménière病（聴力低下）や前庭性片頭痛が鑑別にあがってくるだろう．前庭性片頭痛のめまいは，回転性のこともあれば，浮動性のこともありさまざまだ．家族歴は結構大事で，前庭性片頭痛の66.3％に家族歴を認める（Headache, 58：534-544, 2018）．

表1　前庭性片頭痛の診断〔国際頭痛分類（ICHD）第3版〕

前庭性片頭痛
A. 少なくとも5回の中等度〜重度の前庭症状の発作が5分〜72時間続く
B. 現在，過去において片頭痛の診断基準を満たす頭痛あり
C. 前庭発作の少なくとも50％に次の1つ以上の片頭痛徴候がある ・次のうちの2つ以上の特徴をもつ頭痛：片側性，拍動性，中等度〜重度の痛みの強さ，日常動作による痛みの増悪 ・光過敏と音過敏 ・視覚性前兆
D. ほかの前庭疾患やICHDの診断基準にあてはまらない
前庭性片頭痛疑い
A. 少なくとも5回の中等度〜重度の前庭症状の発作が5分〜72時間続く
B. 前庭性片頭痛の診断基準のBまたはCのうち1つのみ該当する（片頭痛既往または発作中の片頭痛徴候）
C. ほかの前庭疾患やICHDの診断基準にあてはまらない

1）前庭性片頭痛の特徴

　前庭性片頭痛は，片頭痛の既往があり，片頭痛の症状があれば診断しやすいが，頭痛は必ずしも伴うわけではない．めまいと頭痛が決して同時に起こらない患者もいるというから，頭痛を手がかりにしているとずっと診断がつかないなんてことになりかねない．身体所見は比較的軽度の異常であり，イマイチ君だ．ほかの原因を除外したうえでの除外診断とすべきなんだ．頭痛専門外来では約10％を占め，それほど珍しい疾患というわけではないんだよね．

　前庭性片頭痛の患者は車酔いになりやすく，車窓から外をながめるくらいの視覚刺激でもめまいをきたしやすい．通常の片頭痛と同様に72時間以内におさまるので，治療をしてもしなくても結局治るわけだが，つらくて寝込むこともあるからきちんと診断して治してあげたいね．前庭性片頭痛の回転性めまいの持続時間はマチマチで，30％は数分，30％は数時間，25％は数日続き，15％はたったの数秒で落ち着いてしまう．さらに頭を動かすたびにぐわっと回転性めまいが悪化する．

　めまいでは嘔吐を伴うので，嘔吐の有無は診断には役に立たないが，**光過敏，音過敏，臭い過敏は片頭痛に特異的**．ところがどっこい，**患者さんはこのような情報は自分からは決して言わない**．医療者に聞かれてはじめて情報を開示してくれるので，必ず積極的に疑って患者に聞かないといけない．

　診断には片頭痛らしい病歴が大事であり，生理前，睡眠不足，過度なストレス，特殊な食事，光や音刺激などで回転性めまいが起こりやすいとなれば，前庭性片頭痛の診断にぐっと近づいてくる．テレビの再現フィルムをつくるような気持ちで詳細に話を突っ込んで聞けば，案外診断は難しくない．

2）Ménière病との鑑別

　聴力異常（耳鳴り，聴力低下，耳の圧迫感）は前庭性片頭痛の20〜40％に報告されており，Ménière病との鑑別が必要になる．前庭性片頭痛の聴力低下は4％しかなく，軽度で一過性のことが多い．しかし20％の人は数年かけて軽度聴力低下をきたすことがあるといい，報告によってマチマチなんだ．Ménière病では聴力低下，耳鳴りなど蝸牛症状は必発だ．また，前庭性片頭痛の聴力低下は両側のことが多いが，Ménière病ではほとんど片側性からはじまり，両側というのは稀である．なんと，Ménière病患者は片頭痛をもつことが多く，Ménière病でも光過敏を呈することがあるというから，実臨床はそう簡単にすっきりしゃっきりといかないことがある．前庭性片頭痛とMénière病の両方をもつ患者だっているというから，やっぱりめまいにはめまいがしそうだねぇ．

3）その他の鑑別疾患

　回転性めまいに頭痛を伴う場合は椎骨動脈解離を除外しておきたい．くり返して起こるのが前庭性片頭痛の特徴だが，初発だとなかなか椎骨動脈解離との鑑別はつきにくい．椎骨動脈解離では血流低下部位に血栓ができてそれが塞栓になり小脳脳幹症状が出る．TIA（transient ischemic attack：一過性脳虚血発作）として症状をくり返すことがあるのだ．ただしTIAでは回転性めまいのみの症状になることは少ない（Stroke, 37：2484–2487, 2006）ので，めまい以外の神経症状を伴ったら，必ず椎骨動脈解離を鑑別しよう．

神経学的所見や耳鼻科的診察では異常を認めないことが多い．カロリックテストで10～20％の患者は片側の軽度異常（低反応）を呈する．前庭性片頭痛の11％は両側の異常を呈する．前庭性片頭痛患者はカロリックテストで4倍嘔吐しやすいというから，過酷な検査だよねぇ．前庭性片頭痛ではhead impulse testは通常正常である点が，前庭神経炎とは異なる（Eur Arch Otorhinolaryngol, 271：463–472, 2014）．ただvideo head impulse testでは片側性の軽度異常を9～11％に認める．

4）原因と治療

原因はよくわかっていない．片頭痛の患者は頭痛時に眼振が出ることがあり，三叉神経と前庭神経の刺激閾値の低下が示唆されている．イオンチャンネルの異常や内耳水腫，前庭視床皮質経路賦活化などいろいろ考えられているが，いまだよくわかっていないというのが本当のところ．

メトクロプラミドは単独で片頭痛に効果があるので，前庭性片頭痛でも効果が期待できる．一方，前庭性片頭痛も片頭痛の一種なんだから，トリプタン製剤が効く…ということだが，症例が少なすぎて確固たるエビデンスには乏しい（J Headache Pain, 12：81–88, 2011／Neurology, 60：882–883, 2003）．ステロイドが効いたという報告もある（Headache, 49：1235–1239, 2009）．めまいの治療だけでは12.9％しか効果がないので，きちんと片頭痛と診断して，発作の治療のみならず，必要に応じて予防薬を投与したほうがいい．予防薬を使えば，発作頻度がなんと半分以下になるんだから．きちんと診断されないと不安障害やうつ病など精神疾患を合併してくる（オッズ比26.6）．適当にパニック発作なんていい加減な診断をつけていると，「ボーっと診断してんじゃねぇよ！」とチコちゃんに叱られますよ．

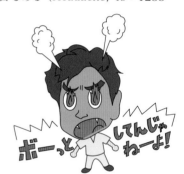

ボーっと診断してんじゃねぇよ！

前庭性片頭痛…「くり返すめまい」がキーワード♪

- くり返す持続性の回転性めまいの鑑別では念頭に置くべし
- 必ずしも頭痛を伴わないことがある
- 光過敏や音過敏など，片頭痛の既往は積極的に聞くべし
- 聴力低下はないか軽度で一過性両側．Ménière病は片側の蝸牛症状必発
- めまい以外の神経症状があったら椎骨動脈解離を疑うべし
- きちんと診断しないで，パニック発作なんて誤診をしないようにしよう！

くり返すめまいなら，頭痛がなくても片頭痛かも!?

Check！ 文献

1) Lempert T & von Brevern M：Vestibular Migraine. Neurol Clin, 37：695-706, 2019
↑**必読文献**. 前庭性片頭痛のgood review. 非常にわかりやすい.

2) Lempert T, et al：Vestibular migraine：diagnostic criteria. J Vestib Res, 22：167-172, 2012
↑Lempert先生のreview.

3) Stolte B, et al：Vestibular migraine. Cephalalgia, 35：262-270, 2015
↑**必読文献**. 前庭性片頭痛のreview. 片頭痛患者の30～50％はめまいを経験しており, 前庭性片頭痛は見逃されている可能性が高い. Ménière病は必ず鑑別すること.

4) Teggi R, et al：Clinical Features, Familial History, and Migraine Precursors in Patients With Definite Vestibular Migraine：The VM-Phenotypes Projects. Headache, 58：534-544, 2018
↑252人の前庭性片頭痛を解析. めまい発症は38歳ごろが多い. 持続時間は本当にさまざま. めまい以外に, 嘔気（59.9％）, 光過敏（44.4％）, 音過敏（38.9％）, 嘔吐（17.8％）, 動悸（11.5％）, 耳鳴り（10.7％）, 耳の詰まった感じ（8.7％）, 聴力低下（4％）を認めた. 片頭痛の家族歴は70.2％, めまいの家族歴は66.3％と体質的要因が大きいかも. 42.8％は車酔いになりやすい.

5) Li V, et al：Vestibular migraine. BMJ, 366：l4213, 2019
↑めまいやふらつきを訴える患者の0.9～2.7％に前庭性片頭痛が生じており, 概念的には比較的新しい疾患といえる. 中国の頭痛外来では16.6％が前庭性片頭痛であった. めまいの対症療法だけでは12.9％しか効果がなく, きちんと片頭痛と診断して治療しないといけない. 片頭痛予防薬の使用で発作頻度は半分以下になる. 精神疾患も前庭性片頭痛と関連あり, きちんと診断しないと不安障害やうつ病を併発してくるリスクが上がる（オッズ比26.6）.

 患者H　37歳　女性　　　　　　　　　　　　　　　　　　　腹部片頭痛

　臍周囲の腹痛を訴えて患者Hが受診してきた. 嘔吐して非常につらそうで顔色が悪かった. すでに発症から8時間経過しており, 研修医Sが診察したところ腹膜刺激症状もなく, 腹部X線や超音波, 採血も炎症所見なく, 異常を指摘できないでいた. 腹痛や嘔吐以外には痛いところはないという.

　特にやせ型でもなく（上腸間膜動脈症候群を思わせるような体型ではない）, 血管リスクもなかった. 食事による影響もはっきりしなかった. 1つ言えるのはここ数日忙しくて寝不足ということだという.

　困ったときの神様仏様CT様で景気づけの腹部造影CTも肩透かしに終わり, 研修医Sは途方に暮れていた. 下肢に出血斑もなく, IgA血管炎も考えにくい. 電解質異常もないし, 薬剤性の腹痛もなし, 吸収不良症候群を思わせるような病歴も捕まらなかった.

　既往歴としては, 子どもの頃から年に何度か同様なことがあり結構痛かったが, そのたびに診断がつかず数日で勝手に治るということがよくあった. あるときは手も痛くなり, その範囲がだんだん広がることもあった. 子どもの頃もよく嘔吐して点滴を受けたと母親に聞いたという.

「え? 片頭痛の既往はないかって? あ, ありますけど, 今は頭痛はないですよ. え? 顔色が悪すぎるって, そんなこと言われても寝不足だからしかたがないんじゃないですか. はぁ? 光過敏に音過敏? ですか. 聞いてきます…あ, あるようです. トリプタン製剤使えって…えぇ〜治っちゃった! これって腹部片頭痛なんですかぁ? クソー, また見逃したぁ! 頭にはよぎったんですよ, 頭には! ホントですって. でも頭痛がなかったので…ムシャクシャ」

腹部片頭痛

研修医S君, なかなか往生際が悪くていいなぁ, その悔しさを明日の糧にするんだよ. 結構いいところまで鑑別はできてるんだけどなぁ. 造影CTで絞扼性腸閉塞や血管系疾患を除外したのは素晴らしい. 局在がはっきりしない腹痛の鑑別にはそのほか, 腹部てんかんや糖尿病性ケトアシドーシス, アルコール性ケトアシドーシス, 膠原病, 胸部疾患 (肺炎, 肺梗塞, 膿胸など), 副腎不全, 甲状腺疾患, 血管炎, 家族性地中海熱, 蛇咬症, ダニ, セアカゴケグモ, Lyme病, 熱中症, 鎌状赤血球症, スプルー病, 筋骨格由来疾患, ポルフィリア, 過敏性腸症候群, 尿路感染, 機能性腹痛や末梢神経絞扼障害などもあるんだよ. 精進しろよ, Sセンセ!

腹部てんかんの場合は, 腹痛は数秒〜数分であり, 腹部片頭痛とは持続時間が違う. 腹部てんかんでは意識もぼぉっとして, ときに強直間代痙攣を伴うからね.

腹部片頭痛の診断基準を表2に示す. 興味深いのは, 腹部片頭痛の診断には頭痛は必須ではないことだ. むしろ小児の腹部片頭痛では頭痛を伴わないことの方が多い (Arch Dis Child, 72:413-417, 1995). へぇへぇへぇ. 腹部片頭痛の70%は片頭痛の既往をもっている (Arch Dis Child, 84:415-418, 2001). 診断のカギは, 腹部片頭痛では片頭痛に特徴的な光過敏, 音過敏, 嘔気・嘔吐, 顔面蒼白を認めるということ. 結構しんどくて動くと悪化する. 静かなところでじっと寝ている方が楽なのだ. どこが痛いのかわからない, または正中の内臓痛っぽ

表2 腹部片頭痛の診断基準 (ICHD第3版)

A. B〜Dを満たす発作が5回以上ある
B. 腹痛は以下の少なくとも2項目を満たす 　1. 痛みは正中部, 臍周囲もしくは局在性に乏しい 　2. 鈍痛もしくは漠然とした腹痛 　3. 中等度〜重度の痛み
C. 腹痛と同時に以下の少なくとも2項目を満たす 　1. 食欲不振 　2. 嘔気 　3. 嘔吐 　4. 蒼白
D. 2〜72時間持続する腹痛発作 (未治療もしくは治療が無効の場合)
E. 発作間欠期は無症状
F. その他の疾患によらない

くみえる腹痛で，結構痛みは強く，じっとしていないといけない．これって片頭痛の"動くと悪化する"っていうのと同じだよね．ときに前兆のような症状（視覚異常，閃輝暗点，ろれつが回らない，四肢のチリチリ感やしびれ）が腹痛に先行する．

　腹部片頭痛は小児に多いが，成人でも起こりうる（Headache, 53：984-993, 2013／Intern Med, 55：2793-2798, 2016）．腹部片頭痛の小児は将来大人になって片頭痛をきたすことが多い．発作間欠期は完全に症状がなく，発達も正常である．小児では周期性嘔吐症を合併することが多い．腹部片頭痛は周期性嘔吐症と異なりそれほど嘔吐は強くない．腹部片頭痛の場合はあまり頭痛は伴わないので，この腹痛が片頭痛の症状だと疑わないときちんと診断・治療ができないから，優秀な皆さんはきちんと疑いましょう．

　暗い部屋で休ませ，アセトアミノフェンの点滴を行い，トリプタン製剤を使えば，アラ不思議，腹痛はどこかへ飛んでいっちゃうんだ．すごくない？トリプタン製剤は点鼻や皮下注射の方が，腹痛があるときには便利だよね．抗てんかん薬（トピラマート，バルプロ酸）やβ遮断薬（プロプラノロール），Ca拮抗薬（ロメリジンなど），抗ヒスタミン薬（シプロヘプタジン）などの片頭痛の予防薬が有効である．

　腹部片頭痛と関連の深い症状を図に示す．**腹部片頭痛は中枢性腹痛であり，周期性嘔吐症や片頭痛性四肢痛は特に関連がある症状**なんだ．腕の痛みやしびれなどは片頭痛なら徐々に広がってくる"migraine marches！"ことが特徴だ．ホラ，患者Hさんもそう言っていたでしょ？気づいたかなぁ，Sセンセ！腹部片頭痛は家族歴が結構大事で90％が片頭痛の家族歴をもっている．腹部片頭痛は腹部所見もイマイチ特徴に乏しく，怖い疾患を除外できたら，検査しまくる必要はないんだ．あ，でも腹部片頭痛は思いつかないと診断できないからねぇ．

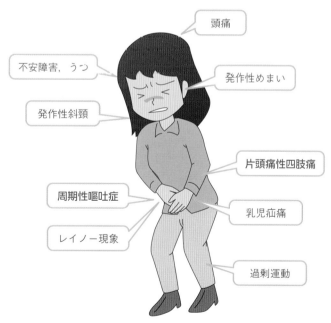

図　腹部片頭痛と関連の深い症状

腹部片頭痛…「くり返す腹痛」がキーワード♪

ボーっと診断してんじゃねぇよ！

- なんとなくはっきりしない腹痛をくり返す．ぐったりして顔色が悪い！
- 頭痛を伴わないことが多い
- 光過敏や音過敏，片頭痛の既往・家族歴は積極的に聞くべし
- 周期性嘔吐症や片頭痛性四肢痛の既往を確認せよ
- あくまで除外診断

くり返す腹痛なら，頭痛がなくても片頭痛かも！？

Check！文献

6) Angus-Leppan H, et al：Abdominal migraine. BMJ, 360：k179, 2018

↑必読文献．よくまとまった腹部片頭痛のreview.

7) Roberts JE & deShazo RD：Abdominal migraine, another cause of abdominal pain in adults. Am J Med, 125：1135-1139, 2012

↑必読文献．定義によっては腹痛の持続時間は異なりこの論文では1〜72時間となっている．片頭痛の家族歴は90％に認められる．ストレス，食物，睡眠，旅行などが引き金になり，トリプタン製剤は有効.

8) Woodruff AE, et al：Abdominal migraine in adults：a review of pharmacotherapeutic options. Ann Pharmacother, 47：e27, 2013

↑長期にわたり腹痛に悩まされるものの通常の腹痛の治療が効かない場合は腹部片頭痛を疑うべし．家族歴もあり，片頭痛の既往も関連が高い．β遮断薬やCa拮抗薬（ロメリジン），トピラマート，抗ヒスタミン薬などの予防薬が有効で，発作を抑えるトリプタン製剤のエビデンスは乏しい．腹部片頭痛は，もちろん消化管の精査をしたうえで考慮すべき除外診断である.

9) Kakisaka Y, et al：Efficacy of sumatriptan in two pediatric cases with abdominal pain-related functional gastrointestinal disorders：does the mechanism overlap that of migraine? J Child Neurol, 25：234-237, 2010

↑腹部片頭痛にトリプタン製剤が有効であったという，東北大学からの症例報告2例.

10) Evans RW & Whyte C：Cyclic vomiting syndrome and abdominal migraine in adults and children. Headache, 53：984-993, 2013

↑周期性嘔吐症と腹部片頭痛の関連は深い．症例報告.

11) Cervellin G & Lippi G：Abdominal migraine in the differential diagnosis of acute abdominal pain. Am J Emerg Med, 33：864.e3-5, 2015

↑症例報告．成人の腹部片頭痛は稀なため，検査漬けにされて結局診断されていないことがある．片頭痛の既往はあっても，腹部片頭痛のときには頭痛はないものと思って探さないといけない.

12) Headache Classification Committee of the International Headache Society (IHS)：The International Classification of Headache Disorders, 3rd edition (beta version). Cephalalgia, 33：629-808, 2013

↑国際頭痛分類第3版beta版.

13) Gui S, et al：Acute Management of Pediatric Cyclic Vomiting Syndrome：A Systematic Review. J Pediatr, 214：158-164.e4, 2019

　↑周期性嘔吐症では片頭痛または腹部片頭痛を伴う場合はトリプタン製剤やケトロラック（日本未発売）が使われ，片頭痛を伴わない場合は，輸液と制吐薬（オンダンセトロン）で加療する.

研修医S

　「さっきアイスクリーム食べてたら，ピッチが鳴って，あわてて食べたら滅茶苦茶頭が痛くなったんですよ. きつー」

アイスクリーム頭痛 (brain freeze)

　アイスクリーム頭痛は通常10〜20秒と短時間（92.7％の人は30秒以内）であり，滅多に2〜5分などと長くは続かない. 痛みは後頭部や側頭部などどこでも起こりうる. 涙が出ることもあり，三叉神経・自律神経の関与も示唆される. アイスクリーム頭痛の別名はbrain freezeっていうんだ. 51.3％の人がアイスクリーム頭痛を経験している. 三叉神経・自律神経症状（涙，嘔気，嘔吐など）が出たのは22％で，視野症状（キラキラ，線状光など）が出たのは18％であった（Cephalalgia, Oct 24：333102419884938, 2019 ［Epub ahead of print］）.

　片頭痛もちの方がアイスクリーム頭痛になりやすいという報告もあるものの（Headache, 16：222-225, 1976／Cephalalgia, 23：977-981, 2003），片頭痛は関係ないとする報告も多く結論には至っていない（Headache, 32：35-38, 1992）. 片頭痛もちは緊張型頭痛もちの人よりもアイスクリーム頭痛になりやすいという報告もある（Cephalalgia, 24：293-297, 2004）. 三叉神経が過敏なら，確かに片頭痛もちの方がアイスクリーム頭痛になりやすいはずなんだけどなぁ. アイスクリームの早食いは頭痛はきたすものの，片頭痛のトリガーになるわけではない. 片頭痛は家族歴が大事なのと同様，家族（母や父）がアイスクリーム頭痛をもっている場合は，アイスクリーム頭痛になりやすい（J Neurol, 263：1106-1110, 2016）.

　100 ccのアイスクリームを30秒以上かけて食べた場合と比較すると，5秒以内で食べると2倍アイスクリーム頭痛になりやすい（BMJ, 325：1445-1446, 2002）. このカナダの研究は家庭医のお父さんの指導のもと，中学2年の女の子が行ったというからスゴイね.

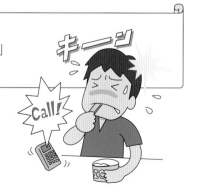

> **アイスクリーム頭痛**
> ● 「あわてるな，そんなに急いで食べると頭痛になる」
> ● 片頭痛との関連は決着がついていない…

Check ! 文献

14) Kaczorowski M & Kaczorowski J：Ice cream evoked headaches (ICE-H) study：randomised trial of accelerated versus cautious ice cream eating regimen. BMJ, 325：1445-1446, 2002

　↑カナダのハミルトンでGrade 8（日本の中学2年生にあたる）の女の子が行った研究．お父さんが家庭医で研究を手伝い，アイスクリームは両親に買ってもらったときちんと開示しているのがなんともかわいい．147人の学生を対象にアイスクリームを5秒以内または30秒以上かけて食べてもらいアイスクリーム頭痛の発生率を調べた．5秒以内に食べると27％に頭痛が発生し，30秒以上かけると13％に頭痛が発生した．相対リスクは2.2でNNHは6.71．アイスクリーム頭痛の59％は10秒以内の短時間でおさまっていた．盲検化はされていないというバイアスがあるものの，素敵な研究だ．

15) Kraya T, et al：Prevalence and characteristics of headache attributed to ingestion or inhalation of a cold stimulus (HICS)：A cross-sectional study. Cephalalgia, Oct 24：333102419884938, 2019 ［Epub ahead of print］

　↑17〜63歳の618人のアイスクリーム頭痛を調査．51.3％の人がアイスクリーム頭痛を経験していた．男女差はなく，頭痛の92.7％は30秒以内に治まっていた．後頭部が17％．三叉神経・自律神経症状が22％，視覚症状が18％に認めた．片頭痛や緊張型頭痛もちの人はアイスクリーム頭痛も強い傾向にあった．片頭痛の方がアイスクリーム頭痛になりやすいということはいえなかった（オッズ比1.17とショボく，95％信頼区間は1をまたいでしまっている）．

16) Mages S, et al：Experimental provocation of 'ice-cream headache' by ice cubes and ice water. Cephalalgia, 37：464-469, 2017

　↑角氷と氷冷水のどちらがアイスクリーム頭痛になりやすいかを77人で調べた小規模スタディ．角氷の11.7％，氷冷水の50.6％にアイスクリーム頭痛が出現した．頭痛発現までは氷冷水の方が圧倒的に短時間であった（15秒 vs 68秒）．角氷では圧迫感の痛みで，氷冷水では刺すような痛みであったと表現された．アイスクリーム頭痛では涙を伴うことが多かった．アイスクリーム頭痛は多分2種類あるのではないかと推察している．

No way ！アソー！モジモジ君の言い訳 ～そんな言い訳聞き苦しいよ！No more excuse ！ No way ！ アソー（Ass hole）！

×「えぇ〜！頭痛なかったんですよぉぉぉぉ！」

→前庭性片頭痛では必ずしも頭痛は伴わなくていい．なんとなくあいまいなくり返す回転性めまいで，光過敏，音過敏があるし，片頭痛の既往もあるんだから，前庭性片頭痛と診断してさっそく片頭痛の治療をしましょう．

×「えぇ〜！頭痛なかったんですよぉぉぉぉぉぉぉぉ！」

→だから，腹部片頭痛は頭痛はなくてもいいんだって！くり返すあいまいな腹痛で，顔色が悪くて吐いて，片頭痛の既往もあるんだから，腹部片頭痛と診断して治療しようよ．

×「手が痛くて，腹痛なんて解剖学的にあわないですよねぇ」

→いやいや腹部片頭痛では四肢の痛みやしびれは出てもいいんだ．ほかにも周期性嘔吐症も腹部片頭痛にはよくみられるんだよ．

×「アッタマ痛ぇ～」

→そんなにあわててアイスクリームを食べると頭痛になるのは当たり前．オイオイ，それで
　救急受診するんじゃないよ．30秒以内にはおさまってくるから．

林　寛之（Hiroyuki Hayashi）：福井大学医学部附属病院救急科・総合診療部

いよいよ2月1～2日に東京ディズニーリゾートでERアップデート2020が開催される．強力面白講師
陣を揃えました．みんなの期待に応えるセミナーになるから乞うご期待．ディズニーシーでミュージ
カルでも見ながらフリーディスカッションでもしようじゃないか…あ，ショーの最中は私語厳禁だっ
て？じゃ，スペースマウンテンに乗りながらフリーディスカ…それもダメ？じゃ，会場で大いに盛り
上がりましょう．婚活パーティもかねて全国のやる気のある若者が集ういいチャンスだよ．https://
www.erupdate.jp/ から申し込みしてね．
福井大学後期研修医大募集中！土下座のしかたや性格別アプローチまでいろいろ勉強できるからぜひ
来てください．

1986	自治医科大学卒業	日本救急医学会専門医・指導医
1991	トロント総合病院救急部臨床研修	日本プライマリ・ケア連合学会認定指導医
1993	福井県医務薬務課所属　僻地医療	日本外傷学会専門医
1997	福井県立病院ER	Licentiate of Medical Council of Canada
2011	現職	

★後期研修医大募集中！気軽に見学にどうぞ！Facebook⇒福井大学救急部・総合診療部

救急での精神科対応 はじめの一歩

初期対応のポイントから退室時のフォローまで
基本をやさしく教えます

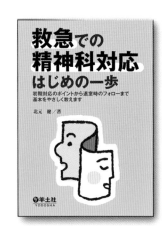

著／北元　健（医療法人社団碧水会長谷川病院 内科・精神科）

□ 定価(本体 3,600円+税)　□ A5判　□ 171頁
□ ISBN 978-4-7581-1858-3

日常の救急外来，
こんなことで
迷ったことは
ありませんか？

● 妄想や興奮のある患者さんの治療，どう進めるべき？
● 向精神薬服用中の患者さん，急に服薬を中止してもいいの
● 自傷で運ばれてきた患者さん，処置だけして帰しても大丈夫？
● 入院後に急に夜間の不穏が出現した，これってせん妄？

精神科医であり救急で長らく勤務してきた著者が，
救急で役立つ精神科対応のコツをやさしく教えます！

本書の内容

救急での精神科患者さんとの関わり方や
向精神薬の使い方を具体的に解説

第1章　精神科既往をもつ患者への対応

1. 精神科患者数の増加 ／ 2. 救急で精神科患者に出会ったら ／ 3. 向精神薬の基礎知識 ／
4. 救急で用いる機会のある向精神薬 ／ 5. 抗精神病薬の力価と等価換算 ／
6. 精神科への入院対応

第2章　精神疾患や向精神薬による身体症状

今回，一部を
特別に掲載！

1. 意識障害の見分けかた ／ 2. 過換気症候群 ／ 3. 昏迷 ／ 4. 緊張病（緊張病性障害）／
5. 向精神薬による副作用と離脱症状 ／ 6. 向精神薬中毒 ／

対応に困らないための
ちょっとしたコツを伝授

第3章　自殺企図・自傷患者への対応

1. 自殺と救急における自損行為の現状 ／ 2. 自殺企図患者への対応 ／
3. 希死念慮に基づかない自傷患者への対応

第4章　身体疾患に伴う精神症状への対応

1. せん妄の診断 ／ 2. せん妄の病型と治療のポイント ／
3. 離脱症状によるせん妄

精神科対応はすこし苦手かも…
もっと自信をもって対応したい！
という方にオススメ！

次ページから「意識障害の見分けかた」を特別掲載！

意識障害の見分けかた
～症状の鑑別のためにコツを身につけよう

北元　健

point

- 精神症状をみる際に，意識障害の有無を確認することは重要である
- 意識障害が存在する場合は，身体的要因に伴う精神症状の可能性を考える
- 意識障害の評価には，脳波検査が有用である

　精神症状をみる際に，意識障害の有無を確認することはきわめて重要です．意識障害が存在する場合は，何らかの身体的な要因によって精神症状を発症している可能性があるからです．精神科でみる機会の多い統合失調症やうつ病，双極性障害（躁うつ病）といった疾患は，病気そのもので意識障害をきたすことはありません．しかし，せん妄や脳炎など身体的な要因に伴い精神症状が出現する場合には少なからず意識障害を伴っており，そのようなケースでは精神症状への対症療法を行いつつ，身体的な治療を並行して行う必要があります．身体疾患により精神症状が出現する病態として，①脳の器質的な変化に基づくもの，②脳の機能的な変化に基づくもの，③全身性疾患によるもの，の3つに大別され（表），原因検索のためには血液検査，頭部画像検査，髄液検査，脳波検査などを行います．

❶ 精神医学における意識障害

　意識は医学・心理学・生理学・哲学などの分野で用いられ，さまざまな概念を含んだ言葉です．一般的に救急を含む身体科では，脳の生命維持機能が保持されているかを迅速に評価する必要があるため，**覚醒度**に

（次頁へつづく）

表● 精神症状を伴う可能性のある身体疾患

①脳の器質的な変化によるもの

- 脳腫瘍
- 水頭症
- 頭部外傷
- 変性疾患（認知症など）
- 脳血管障害（くも膜下出血，硬膜下血腫，脳静脈血栓症など）
- 脳症・脳炎（橋本脳症，Wernicke脳症，Creutzfeldt-Jacob病，中枢神経ループス，HIV関連神経認知障害，ヘルペス脳炎，抗NMDA受容体抗体脳炎など）

②脳の機能的な変化によるもの

- せん妄
- てんかん
- 離脱症候群（アルコール，向精神薬の離脱など）

③全身性疾患によるもの

- 敗血症
- 低血糖
- Wilson病
- 高シトルリン血症
- 間欠性ポルフィリン症
- 肝不全（肝性脳症）
- 腎不全（尿毒症性脳症）
- 電解質異常（ナトリウム異常，カルシウム異常，低リン血症など）
- 内分泌疾患（副腎クリーゼ，甲状腺・副甲状腺機能異常など）
- 中毒（アルコール，ステロイド，覚せい剤，抗ヒスタミン薬など）

重点をおいて意識を評価します．具体的には呼名・刺激に対する開眼の状況，疼痛に対する反応，見当識障害の有無などから，Japan Coma Scale や Glasgow Coma Scale といったツールを用いて意識障害の程度を評価します．ここで意識が曇りなく明るいことを意識清明，意識が曇っていることを意識混濁といいます．一方で**精神医学の分野では，意識とは主に注意・思考・知覚・認知といった精神活動が行われる場のこと**を指し，意識が損なわれた際は注意障害（注意散漫など），思考障害（思考散乱など），知覚障害（錯覚・幻覚など），認知障害（見当識障害など）といった多彩な精神活動の異常を認めるようになります．このように精神活動の内容が変化することを意識変容といい，もうろうやせん妄状態でみられます．

column 意識障害について

意識混濁と意識変容の違いは，しばしば舞台俳優と照明，観客の関係に例えられます．意識を舞台というフィールドと仮定すると，全体にくまなく照明が当たっており，舞台全体をしっかり見渡せる状態が「意識清明」です．この状況下では観客（患者）が眼（注意）を向ければ，俳優の表情や服装，舞台背景まで正確に認識することができます．舞台照明が全体的に暗くなっている状態が「意識混濁」です．この明るさでは観客がいかに眼をこらしても，俳優の表情や服装を正確に認識することができません．そして舞台全体の照明が暗いことに加え，さまざまな色あいのスポットライトがあちこちに当てられている状態が「意識変容」です．この状況では観客は俳優を正しく認識することはできず，人間違いしたり（錯視），存在しないものが見えたり（幻視），さらにスポットライトに惑わされて注意を保つことができません（注意散漫）．ただし完全に照明が落ちて真っ暗な状態（「昏睡」）では，意識変容を生じることはありません．

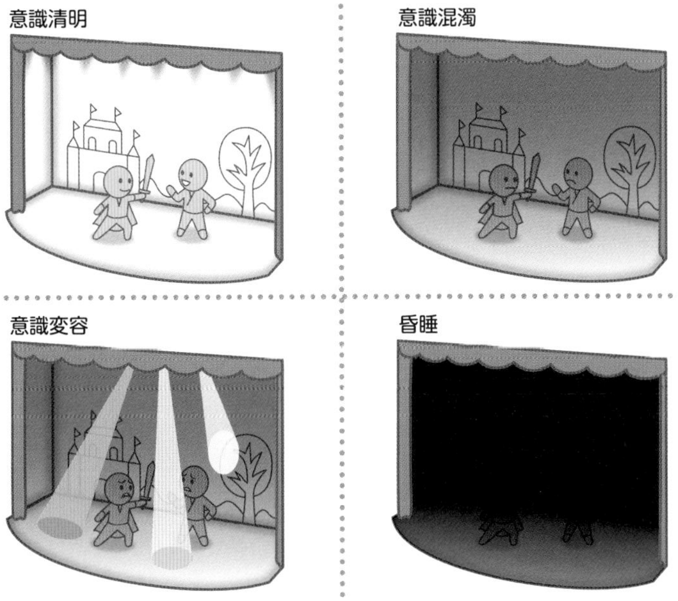

❷ 意識障害の評価

1. 問診・観察による評価

精神科での意識障害は，患者への問診や観察を行いながら評価します．

臨床場面で意識障害の程度や有無，性質を調べる指標には，覚醒性の低

（次頁へつづく）

下・注意集中の低下・知覚の錯誤・見当識の障害・思考の緩慢と了解の悪さ・健忘などの症状に加え，電気生理学的には脳波における基礎律動の徐波化や不規則化，混入する徐波の増加などの変化があげられます[1]．見当識とは自身のおかれた状況を認知・判断する能力のことをいい，見当識障害を確認するためには，時間，場所，周囲の状況について質問します．例えば，日づけや診察時の大まかな時間，入院している病院名や場所，なぜここで治療を受けているのかなどを確認します．注意力は「100−7」の引き算を連続で繰り返す，新聞や本などのまとまった文章を読んでもらう，集中して診察にのぞめているなどで評価します．注意散漫な患者では，100−7の引き算の際に位（くらい）取りを間違えたり，計算に気を取られて引く数字が「7」であったことを忘れてしまいます．また会話中に単語を取り違えたり（錯語），文章を読んでいる際に読み間違い（錯読）をすることがあります[2]．記憶障害や健忘は，患者に教えた内容について，少し時間をおいて再確認することで評価します．筆者の場合，見当識障害があった際に正しい日にちや場所，病院名などを伝えておき，それから少し間をおいてからそのことについて確認します．また翌日の診察時に，前日に話した内容を覚えているかを尋ねます．

2. 脳波による評価

　ごく軽度の意識障害は，短時間の診察で判断するのが難しいときがあります．この際に**有用な検査として，脳波があります**．脳波は，頭皮上に置いた電極を通して脳の電気活動を記録したものであり，救急領域における脳波検査は以下の2点に注目して確認します．

　1つめは，**脳波の基礎律動（背景活動）**です．これは脳波の背景をなす波であり，一定の周波数で連続してみられる波のことをいいます．健常成人では覚醒・安静・閉眼時は，後頭部〔脳波用紙にはO（Occipital）と記してあります〕を中心にα波を認めます．しかし意識障害のある患者では基礎律動の周波数が低下し，α波よりも遅い（幅の広い）波がみられるようになります（図1）．これを基礎律動の徐波化といい，多くは振幅（脳波の縦の長さ）の増大を伴います．ただし薬物中毒による意識障害で速波を認めたり，昏睡にもかかわらずα波を認めること（α昏睡）があり，臨床所見と検査所見は必ずしも一致しないことがあります．

名称	周波数
δ（デルタ）波	1〜3Hz
θ（シータ）波	4〜7Hz
α（アルファ）波	8〜13Hz
β（ベータ）波	14Hz以上

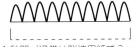
1秒間に10個の波がある場合を10Hzといいます

1秒間（通常は脳波用紙で3cm）

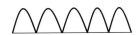
意識障害を呈すると波の幅が広くなります（図は5Hz）

図1 ● 正常脳波
健常人では，覚醒・安静・閉眼時で後頭部を中心にα波を認めます．
意識が悪くなるまたは脳機能が低下すると，α波よりも遅い波（幅の広い波）を認めるようになります

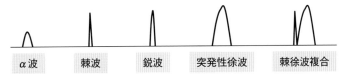

| α波 | 棘波 | 鋭波 | 突発性徐波 | 棘徐波複合 |

図2 ● 突発性異常波
棘波はα波よりも幅が狭く先の尖った波であり，神経細胞が興奮したときに現れます．
鋭波は，棘波よりも幅はやや広く，先端の尖りがやや鈍い波のことをいいます．
棘波に徐波が組み合わさってみられるものを，棘徐波複合といいます

　2つめは**突発性異常波の有無**です．突発性異常波とは，その名の通りに基礎律動のなかに急に現れる異質な波のことをいい，棘波（spike wave）や鋭波（sharp wave），棘徐波複合（spike and slow wave complex）などがこれにあたります（**図2**）．このような異常波が存在するケースでは，てんかんの可能性を考える必要があります．
　救急医療において脳波検査は，せん妄の診断や昏迷が疑われる患者の意識障害の除外，非けいれん性てんかん重積の発見において有用であると報告されており[3]，意識障害の精査をする際には頭の片隅に入れておく必要があります．

文　献
1) 斎藤正彦，松下正明：意識についての基礎的考え方 意識障害の臨床的分類. Clinical Neuroscience，11：493-495，1993
2) 第四節 軽度せん妄の臨床的把握；第8章 せん妄.「精神症状の把握と理解（精神医学の知と技）」（原田憲一／著），pp154-158，中山書店，2008
3) 北元 健，他：救急医療における脳波検査の有用性について. 総合病院精神医学，5：45-51，2018

本稿は単行本「救急での精神科対応はじめの一歩」pp.68〜73より転載したものです．

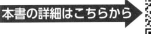本書の詳細はこちらから

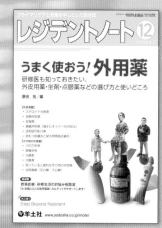
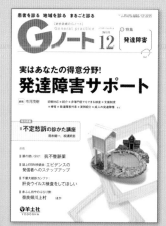
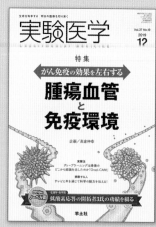
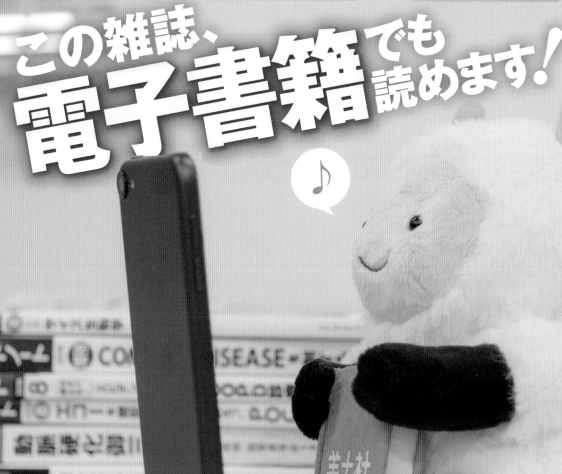

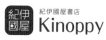

対岸の火事

研修医が知って得する日常診療のツボ

他山の石

中島 伸

> 他人の失敗を「対岸の火事」と笑い飛ばすもよし，「他山の石」と教訓にするのもよし．研修医時代は言うに及ばず，現在も臨床現場で悪戦苦闘している筆者が，自らの経験に基づいた日常診療のツボを語ります．

その220

手術記録あれこれ

あの先生たちもやっていた！

　ある日の事．何の気なしに見ていたテレビ番組で，脳神経外科における「神の手」，福島孝徳 先生はどんなに夜遅くなっても，その日の手術記録を絵に残してから1日を終える，と紹介されていました．「あの福島先生が毎回，毎回，手術記録を絵に残しているのか！」と驚きました．

　一方，もう1人の脳神経外科における「神の手」，上山博康 先生の手術スケッチの精密さには定評があり，教科書にも使われているくらいです．また，杉田チタンクリップで有名な故・杉田虔一郎 教授も，2,000例以上の脳動脈瘤クリッピング術を行った故・鈴木二郎 教授も，自分の手術を絵に残していたことは有名です．特に手術書に残されている杉田先生の絵は，本職の画家が描いたのかと思うほど上手なものでした．総じて脳神経外科手術の名人，達人は皆，絵を描くのが好きでしかも上手です．

　かくいう私もいつのころからか，自分の行った手術を絵にして残すようになりました．手術の動画自体はルーチンで記録され，デジタル映像として残っているのですが，やはり絵の方が大切なところや苦労した場面などが一目瞭然でわかります．デジタル全盛の現在でも手描きの絵の方が優れている点はたくさんあるということでしょう．何といっても脳という臓器は美しく神秘的であり，私のようなにわか

アーティストでも創作意欲をかきたてられる対象なのです．

その日のうちに描いてしまおう！

　絵で手術記録を残すコツは，その日のうちに描くことに尽きるかと思います．Ebbinghausの忘却曲線ではありませんが，手術直後なら全行程について細部にわたるまで覚えており，何枚もの生々しい絵にすることができますが，1日経つと半分くらいしか覚えておらず，数カ月経つとすっかり忘れてしまっています．後でビデオを見ながら描くということもできなくはないですが，ポイントを覚えていないので何時間もかかってしまいます．一方，手術直後ならば体感時間にすると10分ほどで何枚も描くことができるのです．

　私が使っているのは普通の大学ノートと色鉛筆で，病院の自分の机の引き出しにいつも入れておいてすぐに使える状態にしています．「動脈瘤」「視神経」「内頸動脈」などの解剖名もボールペンで書き込んでいるので，完全アナログ記録です．このような記録法のよいところは，後から簡単に眺めることができる点にあります．例えば，ある日の手術で脳槽の剥離がうまくいかず，軟膜下に入ってしまい苦労したことがありました．このような困難をどうやって未然に防止し，また苦境に陥ってしまった場合にはどうやって困難から脱出すればよいのか，などと考えながら絵を描くわけですが，ふとノートの昔のページをみると同じ部位で同じ苦労をしたことが記録されていて驚きました．くり返しやらかしているということは，ここが自分の苦手とするポイントなので，あれこれ考えて「次こそは上手くやるぞ！」と備えるきっかけにするわけです．何より，偶然めくったページからも多くの情報を得られるという点で，手描きの絵や文字には多くの長所があると思います．

文章でも記録しよう！

　一方，記録は絵だけではなく，文章でも行います．先ほど述べた手術記録ノートに手書きでメモを残すというのも1つの有力な方法ですが，パソコン

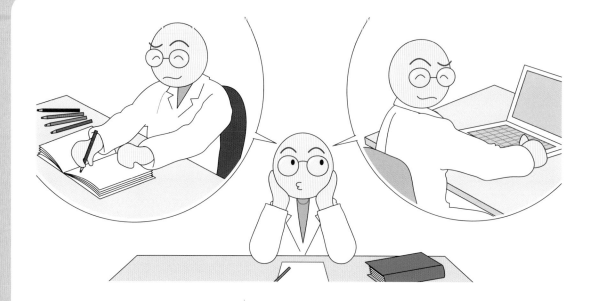

を使った方が後でいくらでも書き足したり修正したりすることができるので，便利です．もちろん，これは公式の手術記録ではないので，「バイポーラのコードは上から回すより下から回した方が使いやすかった」とか「23G針より26G針の方がよく切れる」など，本人でなければ意味のわからない呪文もたくさん入ってきます．

　文章で手術記録を残すコツとしては，これまた手術直後に書くことに尽きます．また，時系列に沿って最初から書くよりも，印象に残ったことから書きはじめる方が得策です．そうすれば，途中で作業が中断されても大切なことは書き残されているからです．もちろん，パソコンの強みを生かし，思いついたことをバラバラに書きながらも，出力して紙に印刷する際は箇条書きの形で時系列に整理することも大切かと思います．

手術上達への一歩！

　このようにして自分で工夫して作成した手術記録をアナログやデジタルで残すのは，1つの手術上達法だと思います．絵にしたり文章にしたりするときは，間違いなく手術を振り返る内省の時間になって

います．また，記憶していることを絵や文章で記録するときに，曖昧な知識を確認する目的で教科書や論文で調べることは勉強にもなります．

　さて，ノートや記録というのはすべからく，後で見直すために作成するものです．後で見直さなければ意味がありません．なので，何度でも見直す時間をつくりましょう．単に見たり読んだりするのではおもしろくないので，少しでも完成度の高い記録にするために，見直すたびに手を加えるのもよいと思います．実際，自分のノートを見ても意味不明の部分が結構あるので，容易に理解できるように修正しておくことも大切です．2～3日経ってから，「あのときはこうすればよかったかも」と思い出せば，それも付け足します．時々思い出しては付け足すので，いつまで経っても完成しない手術記録になりますが，手を加えるたびに徐々に形をなしてくるので，それはそれでよいのかもしれません．

　また1例の手術記録を何度も見直すということは，たくさんのバーチャル手術を行うことにもなります．たとえ自分の手術件数が少なかったとしても，多くの手術を行っている術者に匹敵する経験を積むことができるはずです．

ノートを作ろう！

　記録に残そうというのは手術だけではありません．内科の症例や英語の勉強もすべて対象になるのです．実は内科ノート，英語ノートも私はつくっています．私自身が総合診療科の責任者でもあるので，常時十数例の入院患者さんを担当しています．これらの患者さんに対しては手術を行うことはもとより，外科的な手技を行うことも滅多にないので，もっぱら入院経過を文章で記録しています．それぞれの症例のポイントだけでも書いておき，時々，チラッと眺めていれば案外記憶に残るものです．

　また英語についても同様です．簡単な言い回しやふと思いついた言葉，使えそうな表現などを手書きのノートに書いておいて後で見たり，読み上げたりすると，これもまたよく記憶に残ります．暗記しようとする必要はなく，単に声に出して読むだけでも随分効果的です．

　内科ノートや英語ノートについてもコツコツと作成していると，日常診療で役に立つことがよくあります．先日も時間外に総合診療科を訪れたイギリス人の兄ちゃん2人組相手に英語でスムーズにやりとりができたのは自分でも驚きました．何事も楽しみながら勉強することが大切ですね．

　読者の皆様も自分なりに工夫してノート作りをしてみてはいかがでしょうか．

最後に1句

> 手術終え，絵と字で記録　各場面
> 　　描いて残す　美化した術野

中島　伸
（国立病院機構大阪医療センター脳神経外科・
　総合診療科）
著者自己紹介：1984年大阪大学卒業．
脳神経外科・総合診療科のほかに麻酔科，放射線科，
救急などを経験しました．

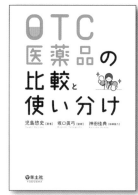

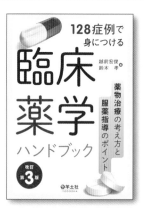

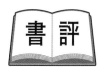
せん妄診療
実践マニュアル

著／井上真一郎
定価（本体3,300円＋税），B6変型判，197頁，羊土社

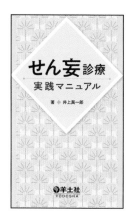

　これまで，学会や講演のみで知られていた「岡山大学病院精神科リエゾンチーム」のせん妄対策のノウハウが，ついに書籍として多くの医療者に公開されることとなった！

　著者である井上真一郎先生は，他科連携を中心に行う"リエゾン精神医療"のスペシャリストである．特に，せん妄対策を，"どの施設でも！誰にでも！"取り組める形で構造化した草分け的存在であり，その洗練されたアイデアと説得力のある解説には定評がある．その著者が満を持して書き下ろした本書について以下に簡単に解説する．

　本書は，基礎編と実践編の2部構成となっている．基礎編では，効果的・効率的なせん妄対策を行ううえで必要な予備知識について，疫学や病態などにはあえて触れずにまとめられている．これは，「臨床現場ですぐに活かせる超実践的なマニュアル本をつくりたい！」という著者の強い意気込みの表れと想像でき，実践的な知識に絞った内容となっている．

　まず，せん妄の3因子についてわかりやすく解説されており，適切なアプローチについての理解を深めることができる．また「せん妄対策はリスクの引き算である」というユニークな捉え方が強調されており，シンプルで受け入れやすいメッセージである．そして，せん妄との鑑別に苦慮する認知症やうつ病との鑑別ポイントについても，臨床的視点から詳しく述べられている．予備知識の確認の後は，効果的・効率的な対策や対応について，診療フローに沿って具体的な解説が続く．これを読むと，いかに予防が大切で効果的であるかがよくわかるとともに，予防対策としてできることが想像以上にたくさんあることが理解できる．

　そして，本書の最大の特徴の一つが，せん妄マネジメントのための処方例について，かなりのページを割いて具体的に解説されていることである．そのため，忙しい医療者にとって，せん妄の診断がつけば，すぐに実臨床で活用できるように工夫されている．

　実践編では，「術後せん妄」「アルコール離脱せん妄」そして「緩和医療におけるせん妄」とシチュエーションごとに対策が紹介されており，多様なせん妄診療においても，各領域での注意点が把握しやすい．全体として，①予防，②せん妄の3因子，③時系列，④多職種介入，⑤スタッフ教育の5つの観点からの内容が，図表も豊富に取り入れて解説されており，ポイントも明瞭で極めて実用的な書籍であると感じる．せん妄診療に携わる初学者のみならず，これまですでに対応を行ってきたすべての医療者にとっても有用な実践書である．

（評者）谷向　仁（京都大学大学院医学研究科／同医学部附属病院 緩和医療科）

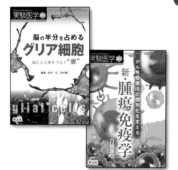

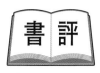

BOOK REVIEW

書評

外国人診療で困る
コトバとおカネの問題

著／増井伸高
定価（本体2,800円＋税），B5判，124頁，羊土社

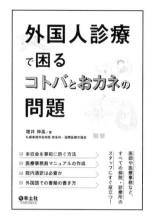

◆ タイムリーな実用書に拍手

　門下生の増井先生がまたまたヒットを放ちました．

　この本の特徴はまず第一に，ERで救急医として働く著者の実際の苦悩体験から書かれていることです．急速に増えつつある外国人の診療が，われわれの新たな，しかも今後急速に大きくなるニーズであることは言うまでもありません．ERで救急医はこの問題に真っ先に直面し苦悩します．その問題を解決するために試行錯誤して工夫や智慧が生まれます．この本にはその工夫や智慧が書かれています．

　第二の特徴は，医学的なことより「コトバとおカネの問題」というきわめて現実的な対応策に重点が置かれていることです．医師の書く本は往々にして診療面，特に医学的なことが中心で，他の医療職が直面する問題には舌足らずなものになりがちです．しかし，この本に関してはそれはありません．医師以外の職種の苦悩にも目を向け，彼らを支援する著者の気持ちが書かせた本と言えるでしょう．外国人診療問題は医師だけなく病院全体で取り組むべき新たなニーズであることが力説されています．

　第三の特徴は，著者が実際にやってみた工夫や挑戦で有効でなかったものも克明に描かれていることです．多くの本は成功体験が中心で，「○○が役に立つ」という書き方になりがちです．しかしこの本は「○○は役に立たないからやめたほうがいい」という指摘が何カ所も出てきます．著者たちが実際にやった工夫や挑戦に関してなぜダメだったのか，その理由も書かれています．失敗を隠さずオープンにして教訓を共有することから進歩が生まれるという著者の信条が書かせた本と言えるでしょう．

　書評を書くためにいただいた二冊のうちの一冊を，私の病院の事務担当者にあげたところ，「こんな本がほしかったのです！」と彼女は満面の笑みをたたえていました．

　やりたいことではなく求められていること，新たに発生しつつある現場のニーズに合わせて進化すること，それらがERで働く救急医にとって最も大事だと教えてきました．この本は著者がその教え通りに生きている証であり，大きな喜びを感じました．東京オリンピック・パラリンピックが迫るこの時期に合わせてきわめてタイムリーな出版に心から拍手を送ります．

（評者）**寺澤秀一（福井大学名誉教授）**

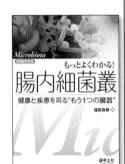
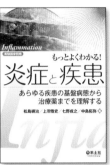
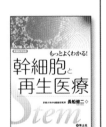
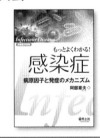
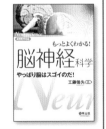
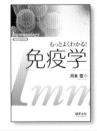

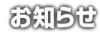

第15回 若手医師のための 家庭医療学冬期セミナー

"若手医師のための家庭医療学冬期セミナー（通称：冬セミ）"は，若手医師による若手医師のためのセミナーであり，毎年多くの方々にご参加いただいております．

この冬セミは，若手医師が家庭医療学を中心とした知識や技術を習得し，更には同世代の絆を深めることで，総合診療の未来を創ることを目指しています．

今回，テーマとして「Going!!! 〜新時代への一歩〜」を掲げました．新たな時代を築いていく今こそ，我々若手医師がさらなる高みを目指し，新たな一歩を踏み出せたらと願っております．

【内　容】WS，講演会など

【日　時】2020年2月8日（土）〜9日（日）

【場　所】東京大学本郷キャンパス 医学教育研究棟および鉄門記念講堂など

【対　象】総合的な医療を目指す専攻医（後期研修医），若手医師および初期研修医

【登録参加料】学会員：10,000円　非会員：12,000円
　　　　　　　懇親会費：5,000円　託児所利用料：お子様
　　　　　　　1人あたり1日1,000円

【一般参加受付期間（予定）】
2019年12月初旬〜2020年1月初旬
申し込みはプライマリ・ケア連合学会ホームページ（下記URL）をご覧ください．
https://www.primary-care.or.jp/seminar_w/index.html

◆ 研修医募集広告掲載のご案内 ◆
「レジデントノート」を 初期・後期研修医募集にご利用下さい！

お陰様で大変多くの研修医・医学生の方にご愛読いただいている小誌は，人材募集のための媒体としても好評をいただき，

* 「レジデントノートに載せた広告で，良い人材を採用できた」
* 「募集についての問い合わせが増えた」

といった声を多数いただいております．

◆

広告サイズは，1/2ページ・1ページがございます．本誌前付・後付広告をご参照下さい．

なお，本誌に出稿していただくと，サービスとして小社のメール配信（メディカル ON-LINE）やホームページにも広告内容を掲載しますのでさらに効果的！

初期研修医・後期研修医の採用活動の本格化に備えぜひご検討下さい．

詳しくは下記までお気軽にお問合せ下さい
- TEL ：03-5282-1211　　■ FAX：03-5282-1212
- メール：ad-resi@yodosha.co.jp
- 郵便：〒101-0052東京都千代田区神田小川町2-5-1
　　　株式会社 羊土社 営業部担当：菅野・松本

 研修医の気持ち レジデントノートに あなたの声を載せてみませんか？

「研修医の気持ち」は読者である研修医の先生方の一言を掲載するコーナーです．「患者さんから御礼を言われた」といった嬉しい気持ち，「今，こんな研修をしています」などの紹介，レジデントノートへの感想やコメント…など，あなたの感動や経験をレジデントノートに載せてみませんか？

レジデントノートホームページの投稿フォーム，E-mailまたはご郵送にてご応募ください！

【投稿規定】
文字数：100〜200字程度
内容：研修中に感動したことや体験したこと，小誌バックナンバーに関する感想やコメントなど
謝礼：掲載誌1冊＋お好きなバックナンバー（月刊）1冊
　　　※ 応募多数の場合，掲載までお時間をいただくことがあります
　　　※ 掲載の採否に関しては編集部にて判断させていただきます．あらかじめご了承ください

【応募方法】（ご応募は随時受け付けます）
1. レジデントノートホームページ
　　下記URLの投稿フォームに，① 年次，ペンネーム，掲載本文，② メールアドレスをご入力ください．
　　www.yodosha.co.jp/rnote/feeling/
2. E-mailまたはご郵送
　　①〜④を明記のうえ，【応募先】へご応募ください．
① お名前，ご所属，年次（必要であればペンネーム）
② ご連絡先（ご住所およびメールアドレス）
③ お好きなバックナンバー1冊（掲載誌とともにお送りします）
④ 掲載本文（投稿規定をご確認ください）

【応募先】
ご郵送：
〒101-0052東京都千代田区神田小川町2-5-1
株式会社 羊土社　レジデントノート編集部
「研修医の気持ち」係
E-mail：rnote@yodosha.co.jp

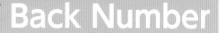

プライマリケアと救急を中心とした総合誌

レジデントノート

定価（本体2,000円＋税）

Back Number

大好評
発売中！

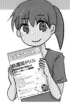

お買い忘れの号はありませんか？

すべての号がお役に立ちます！

2019年12月号 (Vol.21 No.13)

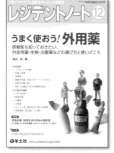

うまく使おう！
外用薬

研修医も知っておきたい、
外皮用薬・坐剤・点眼薬などの
選び方と使いどころ

編集／原田　拓

2019年11月号 (Vol.21 No.12)

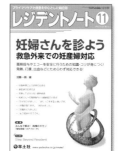

妊婦さんを診よう
救急外来での
妊産婦対応

薬剤投与やエコーを安全に行うための
知識・コツが身につく！
発熱、打撲、出血などに
ためらわず対応できる！

編集／加藤一朗

2019年10月号 (Vol.21 No.10)

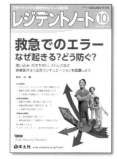

救急でのエラー
なぜ起きる？
どう防ぐ？

思い込み、行きちがい、ストレスなど
研修医がよく出合うシチュエーション
を認識しよう

編集／坂本　壮

2019年9月号 (Vol.21 No.9)

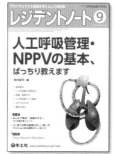

人工呼吸管理・
NPPVの基本、
ばっちり教えます

編集／西村匡司

2019年8月号 (Vol.21 No.7)

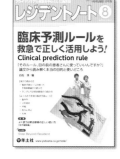

臨床予測ルールを
救急で正しく
活用しよう！
Clinical prediction rule

「そのルール、目の前の患者さんに
使っていいんですか？」論文から読み
解く本当の目的と使いどころ

編集／白石　淳

2019年7月号 (Vol.21 No.6)

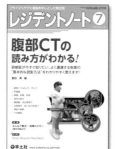

腹部CTの
読み方がわかる！

研修医が今すぐ知りたい、よく遭遇
する疾患の"基本的な読影方法"を
わかりやすく教えます！

編集／藪田　実

2019年6月号 (Vol.21 No.4)

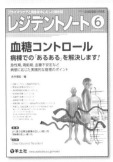

血糖コントロール
病棟での「あるある」
を解決します！

急性期，周術期，血糖不安定など
病態に応じた実践的な管理のポイント

編集／赤井靖宏

2019年5月号 (Vol.21 No.3)

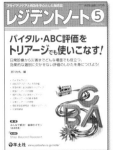

バイタル・ABC 評価を
トリアージでも
使いこなす！

日常診療から災害まで
どんな場面でも役立つ，
効果的な選別に欠かせない
評価のしかたを身につけよう！

編集／古川力丸

2019年4月号 (Vol.21 No.1)

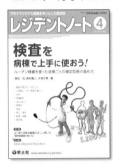

検査を病棟で
上手に使おう！

ルーチン検査を使った症候ごとの
確定診断の進め方

編集／原田　洸，西村義人，
　　　大塚文男

2019年3月号 (Vol.20 No.18)

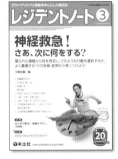

神経救急！
さあ、次に何をする？

限られた情報から何を想定し，
どのような行動を選択するか，
よく遭遇する10の症候・症例から
身につけよう！

編集／中森知毅

2019年2月号 (Vol.20 No.16)

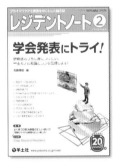

学会発表にトライ！

研修医のうちに身につけたい，
一生モノの知識と
コツを伝授します！

編集／佐藤雅昭

2019年1月号 (Vol.20 No.15)

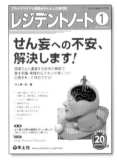

せん妄への不安、
解決します！

現場でよく遭遇する症例の解説で，
基本知識・実践的な
スキルが身につく！
自信をもって対応できる！

編集／井上真一郎

以前の号はレジデントノート HP にてご覧ください ▶ www.yodosha.co.jp/rnote/

バックナンバーのご購入は，今すぐ！

● お近くの書店で：レジデントノート取扱書店
　（小社ホームページをご覧ください）

● ホームページから
　www.yodosha.co.jp/

● 小社へ直接お申し込み
　TEL　03-5282-1211 (営業)
　FAX　03-5282-1212

※ 年間定期購読もおすすめです！

レジデントノート　電子版　バックナンバー

現在市販されていない号を含む，
レジデントノート月刊 既刊誌の
創刊号〜2015 年度発行号までを，
電子版 (PDF) にて取り揃えております．

・購入後すぐに閲覧可能　・Windows/Macintosh/iOS/Android 対応

詳細はレジデントノート HP にてご覧ください

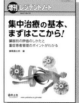
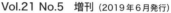
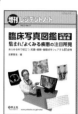

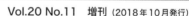
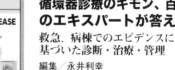
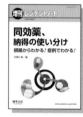
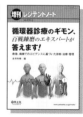

レジデントノート

次号 **2** 月号 予告

（Vol.21 No.16） 2020 年 2 月 1 日発行

特 集

外来診療　はじめの一歩（仮題）

編集／石丸裕康（天理よろづ相談所病院 総合診療教育部）

2020年度より，初期研修において一般外来診療が必修化されます．とはいえ，いざとなるとどのように取り組めばよいか，不安を感じる先生も多いのではないでしょうか．
2月号ではこの，注目トピックである外来診療について取り上げます．継続性をもった診断・診療の進め方や，診察室での患者さんとのコミュニケーション，慢性疾患のマネジメント，予防医療など，一般外来という場でうまく診療を行っていくための考え方をご解説いただきます．

連 載

レジデントノート購入のご案内

これからも臨床現場での「困った！」「知りたい！」に答えていきます！

年間定期購読（送料無料）

● 通常号〔月刊2,200円（10%税込）×12冊〕
… 定価26,400円（本体24,000円＋税10%）

● 通常号＋増刊号
〔月刊12冊＋増刊5,170円（10%税込）×6冊〕
… 定価57,420円（本体52,200円＋税10%）

● 通常号＋WEB版 ※1
… 定価30,360円（本体27,600円＋税10%）

● 通常号＋WEB版 ※1＋増刊号
… 定価61,380円（本体55,800円＋税10%）

便利でお得な年間定期購読をぜひご利用ください！

✓ 送料無料 ※2
✓ 最新号がすぐ届く！
✓ お好きな号からはじめられる！
✓ WEB版でより手軽に！

※1 WEB版は通常号のみのサービスとなります
※2 海外からのご購読は送料実費となります

下記でご購入いただけます

● お近くの書店で
レジデントノート取扱書店（小社ホームページをご覧ください）

● ホームページから または 小社へ直接お申し込み
www.yodosha.co.jp/
TEL 03-5282-1211 （営業）FAX 03-5282-1212

◆ 編集部より ◆

2020年．文字にするとまるで遠い未来のようですが，いよいよ始まります．さて，1月号では「心不全」を特集しました．急増する心不全に対してどのような対応すればよいのか，あらゆる場面で役立つ“時間軸”で考える診療についてギュッとまとめてご解説いただいております．

本特集をご覧いただきまして，目の前の患者さんの今だけでなく，その後の未来を見据えた対応を身につけていただければ幸いです．ぜひご一読ください．

(伊藤)

レジデントノート

Vol. 21 No. 15 2020〔通巻289号〕
2020年1月 1日発行 第21巻 第15号
2021年6月15日第2刷発行
ISBN978-4-7581-1637-4

定価2,200円（本体2,000円＋税10%）［送料実費別途］

年間購読料
定価26,400円（本体24,000円＋税10%）
［通常号12冊，送料弊社負担］
定価57,420円（本体52,200円＋税10%）
［通常号12冊，増刊6冊，送料弊社負担］
※海外からのご購読は送料実費となります
※価格は改定される場合があります

© YODOSHA CO., LTD. 2020
Printed in Japan

発行人 一戸裕子
編集人 久本容子
副編集人 保坂早苗
編集スタッフ 田中桃子, 遠藤圭介, 清水智子
伊藤 駿, 西條早絢
広告営業・販売 菅野英昭, 松本崇敬, 加藤 愛, 中村恭平
発行所 株式会社 羊 土 社
〒101-0052 東京都千代田区神田小川町2-5-1
TEL 03(5282)1211／FAX 03(5282)1212
E-mail eigyo@yodosha.co.jp
URL www.yodosha.co.jp/
印刷所 株式会社 平河工業社
広告申込 羊土社営業部までお問い合わせ下さい．

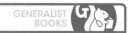

続々刊行中！ ジェネラリストBOOKSシリーズ

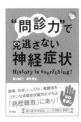
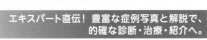

腎臓内科レジデントマニュアル
改訂第8版

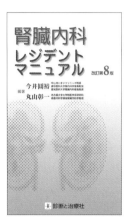

中山寺いまいクリニック院長／藤田医科大学腎内科学客員教授／
愛知医科大学腎臓内科客員教授
今井　圓裕 編著

名古屋大学大学院医学系研究科病態内科学講座腎臓内科学教授
丸山　彰一

腎臓内科必携の定番書籍．今版では，急性腎障害，妊娠と腎の章を全面改訂し，抗がん薬も追加．また新たに改訂・作成された，薬剤性腎障害，がん薬物療法時の腎障害，AKI（急性腎障害），腎疾患患者の妊娠，CKD，高血圧などのガイドラインも反映し，最新情報を盛り込んだ．腎臓内科エキスパートの執筆陣による全面改訂で，大幅増ページとさらに充実の内容となった．コンパクトでかつ読みやすいポケットサイズです．ベッドサイドや外来診療でご活用ください．

□B6変型判　800頁
定価（本体4,800円+税）
ISBN978-4-7878-2361-8

■目次

診断と治療社

〒100-0014　東京都千代田区永田町2-14-2山王グランドビル4F
電話 03(3580)2770　FAX 03(3580)2776
http://www.shindan.co.jp/
E-mail:eigyobu@shindan.co.jp

（19.07）

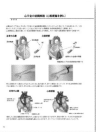

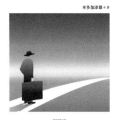
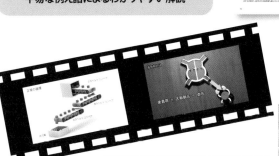

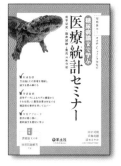

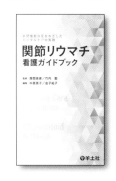

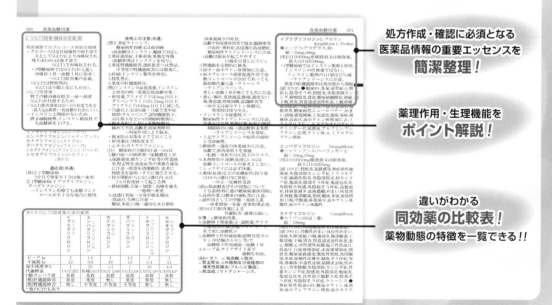

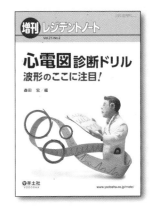
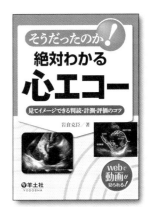
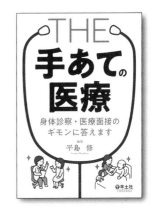

レジデントノート　1月号
掲載広告　INDEX